［英］丹尼丝（迪伊）·坎贝尔　　［英］苏珊·卡尔　　著
Denise (Dee) Campbell　　　　Susan Carr

助产急救技术精进

Midwifery Emergencies at a Glance

陈敦金　王　芳　张　蕾　栗宝华　主译

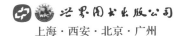

世界图书出版公司

上海·西安·北京·广州

WILEY

图书在版编目(CIP)数据

助产急救技术精进 /(英)丹尼丝(迪伊)·坎贝尔,
(英)苏珊·卡尔著;陈敦金等译. —上海:上海世界
图书出版公司,2022.7
 ISBN 978-7-5192-9450-2

Ⅰ.①助… Ⅱ.①丹… ②苏… ③陈… Ⅲ.①助产学
-急救 Ⅳ.①R717

中国版本图书馆CIP数据核字(2022)第034551号

Midwifery Emergencies at a Glance
ISBN: 978-1-1191-3801-3

书　　名	助产急救技术精进
	Zhuchan Jijiu Jishu Jingjin
著　　者	[英]丹尼丝(迪伊)·坎贝尔　[英]苏珊·卡尔
主　　译	陈敦金　王　芳　张　蕾　栗宝华
责任编辑	李　晶
装帧设计	袁　力
出版发行	上海世界图书出版公司
地　　址	上海市广中路88号9-10楼
邮　　编	200083
网　　址	http://www.wpcsh.com
经　　销	新华书店
印　　刷	杭州锦鸿数码印刷有限公司
开　　本	889 mm × 1194 mm　1/16
印　　张	8.5
印　　数	1-3000
字　　数	300 千字
版　　次	2022 年 7 月第 1 版　　2022 年 7 月第 1 次印刷
版权登记	图字 09-2021-0815 号
书　　号	ISBN 978-7-5192-9450-2/R · 624
定　　价	108.00 元

主译介绍

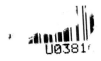

陈敦金

主任医师,博士生导师。现任广州医科大学附属第三医院产科主任,广州妇产科研究所所长。兼任中国医师协会妇产科医师分会母胎医学专业委员会主任委员、世界华人妇产科医师分会母胎医学专业委员会主任委员、中国医师协会妇产科医师分会常委、中国医师协会住院医师规范化培训妇产科专业委员会委员等职务。陈敦金教授从事产科临床工作35年,始终专注产科急危重症临床救治及基础研究、解决高危妊娠疑难杂症关键问题。牵头或参与制定中国产科临床指南12项,为中国高危产科的发展做出较大贡献。先后获得国务院政府特殊津贴专家、国家青年文明号、广东好医生、广东省医学领军人才等多项荣誉称号。

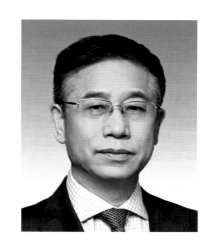

张　蕾

主任医师,副教授,硕士生导师,清华大学附属北京清华长庚医院妇产科副主任,党支部书记,北京大学医学博士,加拿大McGill大学生殖中心访问学者,多年从事妇产科生殖内分泌、性学、生殖道感染等工作,目前担任中国抗衰老促进会女性健康专业委员会总干事、中国医促会生殖感染与微生态分会秘书长兼常委、中国医促会生殖分会常委、妇幼健康研究会生殖道感染专业委员会委员兼秘书、北京市女医师协会常务委员、中国医师协会儿童健康专业委员会常务委员、北京市妇科腹腔镜协会委员、北京市中医药协会妇科专业委员会青年委员,主持及参与了国家自然基金、北京市自然基金、"十五"国家科技部攻关项目、北京市科技计划项目、首都发展基金等女性生殖道感染的临床和基础研究工作,同时也是中国人口福利基金会"幸福工程-善佑母婴行动"专家顾问、北京善佑公益基金会专家顾问、北京市科普专家。

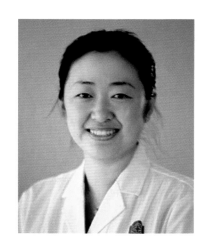

王 芳

　　硕士生导师，副主任护师，浙江大学医学院附属妇产科医院产科科护士长兼分娩室护士长，中国妇幼保健协会助产士分会秘书长，中国妇幼保健协会助产适宜技术学组副主任委员兼秘书，浙江省护理学会产科学组秘书，浙江省医师协会分娩镇痛专业委员会秘书。从事产科助产工作19年，在分娩室管理、助产质量控制、助产适宜技术开展、分娩镇痛等方面积累了丰富的经验，承担浙江大学城市学院、浙江中医药大学的部分课堂教学工作。参与编写《助产临床指南荟萃》《母婴护理专科实践》《妇幼护理与保健》，参与翻译《母乳喂养图谱》等书籍，并作为讨论专家参与《正常分娩临床实践指南》的制定。近5年，主持及参与省自然、卫健委课题8项，申报专利2项，其中转化1项，以第一作者发表SCI、核心期刊论文多篇。

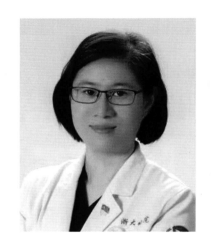

栗宝华

　　医学博士，副主任医师，浙江大学硕士生导师，科室副主任。担任中国研究型医院学会妇产科学分会青年委员，美国妇产科学（AJOG）中文版编委，浙江省转化医学会妇产科学分会委员（兼任秘书），浙江省妇幼健康协会围产感染专委会委员，浙江省医学会医学遗传学分会青年委员。从事妇产科临床、教学和科研工作10多年。擅长各种生理、病理产科疾病的精准治疗。熟练掌握腹腔镜、宫腔镜等妇产科新技术的操作。尤其对危急重症产科、妊娠期宫颈机能不全、凶险性前置胎盘、妊娠合并妇科肿瘤和妊娠合并宫颈疾病规范化诊治的研究颇为深入。

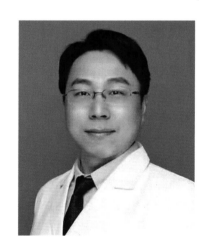

译者名单

主　译

陈敦金（广州医科大学附属第三医院，清华大学附属北京清华长庚医院）

王　芳（浙江大学医学院附属妇产科医院）

张　蕾（清华大学附属北京清华长庚医院）

栗宝华（浙江大学医学院附属妇产科医院）

副主译

黄振宇（清华大学附属北京清华长庚医院）

晁　爽（清华大学附属北京清华长庚医院）

田燕萍（浙江大学医学院附属妇产科医院）

江若安（浙江大学医学院附属妇产科医院）

译　者（按姓氏笔画排序）

马甜甜（清华大学附属北京清华长庚医院）

王　洁（清华大学附属北京清华长庚医院）

王艳琴（清华大学玉泉医院）

王晓茜（清华大学附属北京清华长庚医院）

冯　英（河北省石家庄市妇产医院）

冯岩岩（清华大学附属北京清华长庚医院）

戎会娟（河北省石家庄市妇产医院）

刘　佳（清华大学附属北京清华长庚医院）

刘　虹（清华大学附属北京清华长庚医院）

刘宬博（清华大学附属北京清华长庚医院）

孙晓彤（清华大学附属北京清华长庚医院）

李　圃（天津市中心妇产科医院）

李　琦（清华大学附属北京华信医院）

李炎峻（清华大学附属北京清华长庚医院）

沈　莉（清华大学附属北京清华长庚医院）

张　晗（吉林省妇幼保健院）

陈继明（江苏省常州第二人民医院）

姜　琦（浙江省海宁市妇幼保健院）

晁　爽（清华大学附属北京清华长庚医院）

徐文丽（浙江省海宁市妇幼保健院）

龚子元（清华大学附属北京清华长庚医院）

符玉婷（清华大学附属北京清华长庚医院）

焦瑞芬（河北省石家庄市妇产医院）

蔡　娟（清华大学附属北京清华长庚医院）

潘　伟（贵州省贵阳市妇幼保健院）

审　校

龚子元（清华大学附属北京清华长庚医院）

译者序

《**助**产急救技术精进》原作是由英国赫特福德大学哈特菲尔德分校的两位助产学首席讲师丹尼丝（迪伊）·坎贝尔［Denise（Dee）Campbell］和苏珊·卡尔（Susan Carr）撰写，2018年首次出版。本书参照助产专业人才的培养目标，结合助产士的岗位胜任力要求和助产专业特殊工作特点撰写而成。

本书主要由四大部分组成，包括：助产专业标准和紧急情况下的沟通技巧；助产相关的应急技能，例如产妇和新生儿复苏、不同胎位的判断和围生期处理、产后出血的处理、子宫破裂的识别和处理等；孕产妇心理和身体的紧急情况，重点介绍了产后抑郁症、产后精神病识别评估，以及先兆子痫、子痫和静脉血栓栓塞症、羊水栓塞等产科危急重症的急救处理；助产技术的相关技能，包括器械助产、手术室转运和术后护理、导尿、开放静脉、胎心电子监护和胎儿头皮血测定等基本操作。全书按照上述章节顺序，使用言简意赅的语言，配合简单明了的图表和图片，为大家全面介绍了正常分娩产妇和新生儿的评估、照护及监护、高危产妇和新生儿的管理要点。本书在传播助产专业知识的同时强调了诊疗过程中团队沟通、医患交流、病情实时记录的重要性，同时也为读者展示了诊疗过程中人文关怀的技巧。

《助产急救技术精进》内容全面，逻辑严谨，重点突出，便于记忆和运用，是一本值得助产专业学生、助产士、妇产科医师职业能力培训过程中终身学习的书籍，我愿意尽绵薄之力完成此书的翻译，把它推荐给致力于我国妇幼保健事业的每一个医护人员。

2021年10月9日

推荐序

助产急救是一门专业性、实践性、应用性较强的临床学科。随着围生医学的迅速发展、医学模式的转变以及人们对健康需求的不断提高，助产专业的发展受到了越来越多的关注，对助产士综合素质的要求也越来越高。由于产科工作具有突发性、紧急性和不可预见性，需要助产士具有娴熟的操作技能、扎实的理论知识、灵活的应急能力，能在第一时间迅速启动应急反应，采取有效的急救措施对孕产妇实施救治，以保障母婴安全。当前，我国助产队伍普遍呈年轻化，表现为经验不足、应急能力较低、急救技能缺乏等，助产领域迫切需要一套完善的助产急救理论体系，以指导临床实践。鉴于此，我们翻译并出版了《助产急救技术精进》一书。

本书由具有丰富临床经验的妇产科及助产领域的知名专家进行翻译，并经过反复斟酌和修改，力求满足广大助产士面对紧急情况时的需要。本书分为四部分，共十八个章节，在内容上既有对助产人员职业素养的诠释，又突出强调了应急技能及产科相关技能的实施，另外还系统阐述了医疗和心理紧急情况下的应急处理方法，内容丰富、结构清晰、层次分明、重点突出、联系实际、可操作性强，让读者们在阅读时能更清晰、快速地掌握要点。该书适用于各级医院的产科医师、助产士、产科护士等医务工作者以及医学院校助产专业的师生们工作、学习、实践时参考。

感谢所有为这本书的翻译和编写做出贡献的专家，感谢陈敦金教授和张蕾教授对本书的主编做出的重要贡献，感谢清华大学临床医学院妇产科学系、中国妇幼保健协会助产士分会、浙江省海宁市妇幼保健院专家付出的辛勤努力。

期盼本书的出版能为助产人员提供一些不同于国内教科书的学习资源和新思路，为提高助产急救水平注入新的生机和活力，为孕产妇、胎婴儿及其家庭提供高水平、高质量、高安全性的助产服务。助产事业的发展既需要一代代助产人员经验的积累和技术的传承，也需要紧跟时代步伐，不断地改革和创新，恳切希望广大读者在阅读时不吝赐教，给予批评指正，以期再版修订时进一步完善，更好地为大家服务！

2021 年 10 月

前言

助产是生命诞生的起点，也是医学中不可或缺的一部分。作为女性的伙伴，助产士托起了生命接力中最重要的一环，肩负着母婴平安的使命。助产士不仅要为妇女提供孕期、分娩期及产后阶段的护理支持及建议，完成分娩接生工作，进行新生儿及婴儿的照护，还需要向孕妇提供孕前及产前准备的咨询等。有研究表明，助产士的照护可以改善母婴健康相关的多项指标，例如：降低孕产妇患病及死亡率；降低新生儿死亡率及死胎、早产儿、低出生体重儿率；减少分娩过程中的干预，如剖宫产、输血等；提高心理-社会效应，如减轻妇女焦虑及产后抑郁、加强母婴联系、提高母乳喂养率等。

随着全面三孩政策的开放，累计生育高峰的到来，高龄、高危孕产妇增加，加上产科急症异常凶险且瞬息万变，助产机构和助产从业人员承受着巨大的压力和挑战。正值"国际护士和助产士年"，我们翻译此书，旨在加强助产相关人员的核心胜任力，培养高质量助产从业人员，确保所有妇女能享受高质量的助产服务。

本书是助产急救方面的专著，全书共四大部分十八个小节，内容涵盖了助产相关职业素养、临床操作技能、助产急救技术以及常见心理疾患的处理。希望能对各位从事助产专业的医护工作者有所帮助，有所启发！

缩略语

American College of Obstetricians and Gynecologists (ACOG) 美国妇产科学会

Automated external defibrillator (AED) 自动体外除颤器

All fours (AF) 胸膝卧位

Amniotic fluid embolism (AFE) 羊水栓塞

Antero posterior (AP) 骨盆前后径

American Psychiatric Association (APA) 美国心理学协会

Antepartum haemorrhage (APH) 产前出血

Activated partial thromboplastin time (APTT) 活化部分凝血活酶时间

Artificial rupture of membranes (ARM) 人工破膜

Body mass index (BMI) 体重指数

Blood pressure (BP) 血压

Beats per minute (bpm) 心率

Bag, valve and mask (BVM) 球囊面罩系统

College of Operating Department Professionals (CODP) 英国手术室专业学院

Cephalo-pelvic disproportion (CPD) 头盆不称

Continuing Professional Development (CPD) 持续专业发展

Cardio-pulmonary resuscitation (CPR) 心肺复苏

C-reactive protein (CRP) C反应蛋白

Caesarean section (CS) 剖宫产

Cardiotocography (CTG) 胎心监护

Computerised tomography pulmonary angiogram (CTPA) CT肺血管造影

Diastolic blood pressure (DBP) 舒张压

Disseminated intravascular coagulation (DIC) 弥散性血管内凝血

Deep transverse arrest (DTA) 持续性枕横位

Deep vein thrombosis (DVT) 深静脉血栓形成

Electrocardiography (ECG) 心电图

Electroconvulsive therapy (ECT) 电休克治疗

Electrocardiotocography (ECTG) 电子胎心监护

Edinburgh Postnatal Depression Scale (EPDS) 爱丁堡产后抑郁量表

Full blood count (FBC) 全血细胞计数

Fetal blood sampling (FBS) 胎儿血液取样

Fibrinogen degradation products (FDP) 纤维蛋白原降解产物

Fetal fibronectin (fFN) 胎儿纤维连接蛋白

Fetal scalp electrode (FSE) 胎儿头皮电极

Group A streptococcus (GAS) A族链球菌

Group B streptococcus (GBS) B族链球菌

General Medical Council (GMC) 英国医学总会

High dependency unit (HDU) 高度依赖病房

Haemolysis, elevated liver enzymes, low platelet count (syndrome) (HELLP) HELLP综合征

High vaginal swab (HVS) 阴道上段拭子

Intensive Care Unit (ICU) 重症监护室

Intramuscular (IM) 肌肉注射

International Society of Blood Transfusion (ISBT) 国际输血协会

Intravenous (IV) 静脉注射

In vitro fertilisation (IVF) 体外受精

Joint United Kingdom Blood Transfusion and Tissue Transplantation Services Professional Advisory Committee (JPAC) 英国输血与组织移植专家咨询委员会

Liver function tests (LFT) 肝功能检测

Low molecular weight heparin therapy (LMWT) 低分

子肝素治疗

Lower segment Caesarean section (LSCS)　子宫下段剖宫产术

Low vaginal swab (LVS)　阴道下段拭子

Multidisciplinary team (MDT)　多学科团队

Modified Early Obstetric Warning System (MEOWS)　产科早期预警系统

Manual removal of the placenta (MROP)　手取胎盘术

National Early Warning System (NEWS)　国家早期预警系统

National Heart, Lung and Blood Institute (NHLBI)　美国国家心肺及血液研究所

National Institute for Health and Care Excellence (NICE)　英国国家卫生与临床优化研究所

Neonatal intensive care unit (NICU)　新生儿重症监护病房

Nursing and Midwifery Council (NMC)　英国护士及助产士协会

National Patient Safety Agency (NPSA)　英国国家患者安全机构

Occipito anterior (OA)　枕前位

Obstetric anal sphincter injuries (OASI)　产科肛门括约肌裂伤

Obstetric Observation Bay (OOB)　产科观察室

Occipito posterior (OP)　枕后位

Pulmonary embolism (PE)　肺栓塞

Positive end expiratory pressure (PEEP)　呼气末正压

Pre-eclamptic toxaemia (PET)　子痫前期毒血症

Placenta praevia (PP)　前置胎盘

Presenting part (PP)　先露

Postpartum haemorrhage (PPH)　产后出血

Preterm premature rupture of membranes (P-PROM)　未足月胎膜早破

Premature rupture of membranes (PROM)　胎膜早破

Post-traumatic stress disorder (PTSD)　产后创伤后应激障碍

Royal College of Midwives (RCM)　英国皇家助产士学会

Royal College of Obstetricians and Gynaecologists (RCOG)　英国皇家妇产科学院

Rapid eye movement (REM)　快速眼动睡眠

Oxygen saturation (SATS)　脉搏氧饱和度

Situation, Background, Assessment, Recommendation (SBAR)　标准化沟通

Systolic blood pressure (SBP)　收缩压

Special care baby unit (SCBU)　新生儿特护病房

Serious hazards of transfusion (SHOT)　输血严重危害

Systemic inflammatory response (SIRS)　系统性炎症反应

Semirecumbent (SR)　半卧位

United Kingdom Teratology Information Service (UKTIS)　英国国家致畸信息服务

Venous thromboembolism (VTE)　静脉血栓栓塞症

World Health Organization (WHO)　世界卫生组织

目录

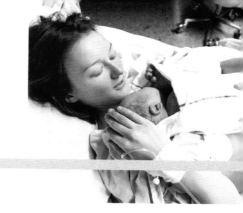

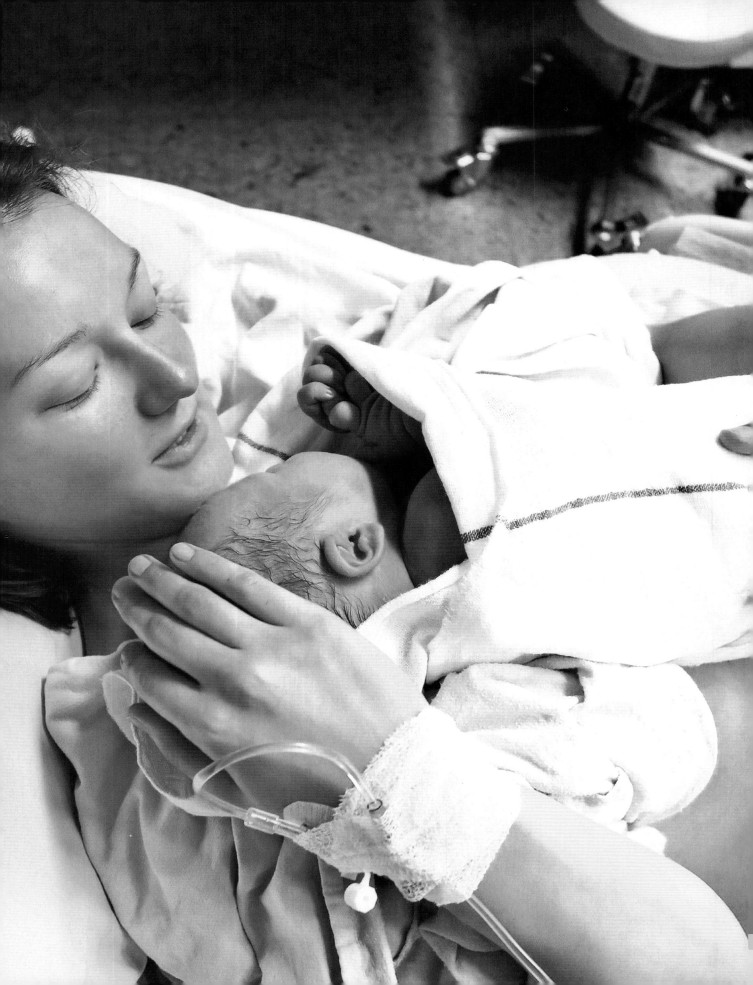

专业问题

第一部分

第一节　职业素养

1. 职业准则

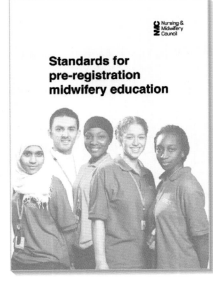

图1-1 助产士注册前教育标准
资料来源：https://www.nmc.org.uk/standards/additional-standards/standards-for pre-registration-midwifery-education/.英国护士与助产士协会（NMC）批准发布

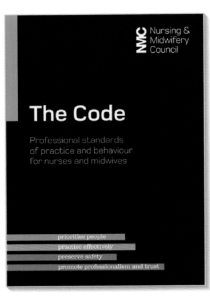

图1-2 行为规范
资料来源：https://www.nmc.org.uk/code/.英国护士与助产士协会（NMC）批准发布

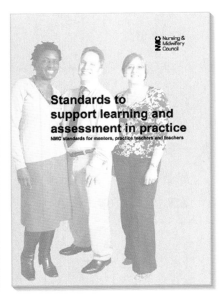

图1-3 实践中支持学习和评估标准
资料来源：https://www.nmc.org.uk/standards/additional-standards/ standards-to-support-learning-and-assessment-in-practice/.英国护士与助产士协会（NMC）批准发布

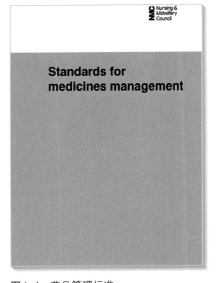

图1-4 药品管理标准
资料来源：https://www.nmc.org.uk/standards/additional-standards/standards-for-medicines-management/.英国护士与助产士协会（NMC）批准发布

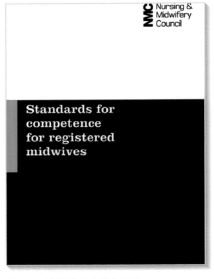

图1-5 注册助产士能力标准
资料来源：https://www.nmc.org.uk/globalassets/sitedocuments/standards/nmc-standards-for-competence-for-registered-midwives.pdf.英国护士与助产士协会（NMC）批准发布

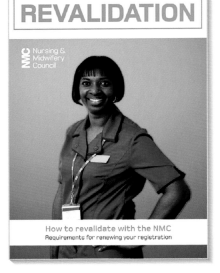

图1-6 定期再认证
资料来源：http://revalidation.nmc.org.uk/.英国护士与助产士协会（NMC）批准发布

这 本书旨在对助产从业人员进行紧急情况处理和相关技能培训。这些紧急情况可以发生于各种环境中——无论是在设备和人员都齐备的产房中，还是独立病房中，抑或是在家中分娩时，均有可能发生。助产从业人员必须遵守一定标准的职业准则，同时必须熟悉各项技能，使其可以适应各种环境。他们必须既有能力进行有效的团队合作，又有能力综合利用所有可以得到的帮助。在理想情况下，遇到紧急情况时，需要产科、儿科、麻醉科和手术小组各部门的支持和配合，并需要得到血液科、病理科、微生物科、血库、药房和护工的协助。但当他独自一人时，也必须立即开始应急处理，同时寻求支援。

本小节无法涵盖所有与应急管理有关的专业职责，主要集中在以下几方面：达到并保持专业水准，持续专业发展以及保持高标准的记录保存。此外，本小节还将体现出助产士的责任意识。

达到并保持专业水准

助产士临床专业技能的标准是受许多培训和监控机构控制的。从面试和进入助产士培训阶段开始即如此。这个行业不仅需要那些有学术能力的人，还需要那些人格和道德修养高尚、能够提高专业水平和护理标准的人。被服务者、临床医生和助产士导师将共同决定使用什么样的选择方法挑选助产士，并确定哪些候选人符合这些严格的标准。所有培训项目都严格遵循英国护士及助产士协会（The Nursing and Midwifery Council, NMC）（NMC，2009）指南，在整个过程中实行多方面质量监控（图1-1），其目的是保证学员在获得资格认证时能够胜任临床工作（同时获得终身学习的能力）。

在学员就业以后，仍会提供一段时间的指导（包括支持、监督和发展）。这之后是就业单位和正规机构的专业审查，根据当地政策的监控标准以及专业标准进行审查。例如：行为规范（NMC，2015）（图1-2）、实践中支持学习和评估的标准（NMC，2008）（图1-3）、药品管理标准（NMC，2007）（图1-4）、注册助产士能力标准（NMC，2011）（图1-5）。此外，还有大量的当地医院的规章制度。定期再认证（NMC，2017）是必须的，这只能通过临床经验和持续专业发展（Continuing Professional Development，CPD）的结合来实现（图1-6）。

持续专业发展

为了能够在预期的护理标准内工作，专业人员有责任保持自身的技能和知识水平。再认证的过程要确保助产士参与持续专业发展，而且大多数助产士的水平都必须超过最低要求。

助产士应对以下方面保持批判性认识：

- 当前研究。
- 专题文献。
- 统计数据，病例讨论，普查。
- 网络学习资料。
- 会议资料。
- 机构指南，例如英国国家卫生与临床优化研究所（National Institute for Health and Care Excellence，NICE）的指南。
- 用于产科的新药。
- 风险管理报告。
- 来自《母亲与婴儿：通过普查和秘密调查［英国孕产妇死亡隐私调查（MBRRACE-UK）］以降低死亡风险》的证据。

他们必须参加临床技能更新培训，包括：

- 内部跨专业、多学科技能培训。
- 当地的技能和演练要求，如消防安全意识、动手操作、输注血制品、文书书写等。
- 国内/国际技能课程，例如产科高级生命支持（ALSO）、新生儿生命支持（NLS）、产科医师综合实战培训（PROMPT）。
- 局限性和能力，包括沟通和转运。

记录保存

高标准的同期记录一直被认为是良好习惯的重要组成部分之一。NMC（2015）为助产士提供了关于良好记录原则的指导。然而，在投诉调查的时候，这仍然是一个问题，并经常被列入监督实践过程中的发展要求。在紧急情况下，保持记录是一个更大的挑战，也更为必要。最佳做法是把记录者的角色分配给最合适的人——此人经验丰富，他知道哪些是需要记录的重要内容。除此之外，还要求：

- 清晰，简洁，准确，实事求是，易于理解，且实时记录，不用缩写（除非有解释）。
- 记录要遵循当地的指南，这样每个人都知道记录的地点。
- 记录产妇、胎儿和新生儿健康状况。
- 日期和时间。
- 打印签名和手工签字。
- 药物记录，包括剂量、给药时间和所有用药反应。
- 所有的操作（包括操作者）都应该被记录下来——无论成功与否。
- 涉及的任何转运问题——包括时间，转给谁，以及转运的原因。

责任意识

责任意识是对自己的行为负责，并有能力为自己的决策进行辩护。从业人员在任何时候（通常是在事件发生数年后）都有可能受到当事人、单位和专业监管机构的质疑，甚至接受来自法律的调查。对专业人员的评价应取决于他们是否达到了预期的护理标准。这基于事件发生时同类专业操作的普遍标准。结果可能是个性化的，根据事件的具体情况不同而不同，这些情况包括：

- 对潜在风险的识别。
- 采取了预防措施。
- 能够胜任工作。
- 对产妇知情选择的支持。

（晁爽 译）

2. # 紧急情况下的沟通技巧

框2-1 紧急情况下良好沟通的原则

- 每次只听一位专业人士的讲话与指挥,并合理轮换这个角色
- 各方积极倾听,确保所听到的是准确信息
- 确认已解释的真实信息被理解
- 在积极参与护理的同时,专注于所表达的内容
- 对首席专业人员做出适当回应,并提供最新进展

框2-2 紧急情况下良好沟通的潜在障碍

- 紧急情况下情绪高涨,肾上腺素分泌增加,加上焦虑和压力(任何一方)
- 时间限制和压力
- 涉及的专业人员人数
- 专业团体对术语的解释不同
- 应急管理优先于沟通
- 团队成员的个性不同
- 设备噪声和干扰

框2-3 可能涉及紧急情况的专业人员

- 助产士
- 产科医师
- 儿科医生
- 麻醉师
- 分娩协调员
- 助产学员/见习医生
- 专科医生团队
- 专业助产士
- 手术室护理团队
- 翻译
- 护工
- 血液科医师
- 输血科工作人员
- 保健助理
- 辅助医疗支持(医疗单位外)

框2-4 合作工作的障碍

- 层次结构可能不太明确
- 不同的优先级——婴儿还是母亲
- 责任不明确
- 对在场人员缺乏清晰的辨识,尤其是当所有人都穿着工作服装时
- 容易混淆的词汇
- 不同程度的经验

框2-5 促进协作工作

- 跨专业小组参与的技能和训练
- 明确要求参加的人员
- 明确角色的定义
- 所有参加人员使用身份识别
- 明确专业指挥者
- 明确目标
- 信息共享贯穿始终

沟通是一种双相的互动,在这种互动中既要给出信息也要接收信息。这种交互不仅涉及沟通的内容,还涉及过程本身和传递它的背景(框2-1和框2-2)。沟通是由语言和非语言的暗示组成的,而不是一个简单的消息交换。它不仅包括人们所说的话,还包括人们如何说话(语调),以及伴随而来的肢体语言。接受者对该信息的理解会受到许多因素的影响,包括:接受者的生活经验、知识水平;社会文化问题、健康和情感状态;是否残疾;接受该信息的环境。在出现紧急情况时,也可能会有焦虑、疼痛、休克和干扰有效听力的恐惧。强烈的情绪也会影响双方的沟通。

知情同意书

可以通过口头、书面和个人传达等方式获得知情同意。在某些紧急情况下,甚至在紧急情况发生之前就应获得同意,例如在产妇发生产后出血之前,就获得使用缩宫素药物的许可。然而,在大多数情况下,紧急情况是不可预测的,所以不断变化的情况使知情同意成为一个不小的挑战。

在整个紧急情况发生的过程中,实现专业人员和患者之间的充分沟通是具有挑战性的。虽然让产妇知情和获得同意仍然是一个优先事项,但现在有多个专业人员参与(框2-3),且时间有限,所以护理的首要任务是控制紧急情况和监测病理生理学变化。重点将集中在紧急实践技能和专业沟通,以达到最佳结果(框2-4和框2-5)。此外,产妇可能会因疲劳、服用药物、恐惧和疼痛,影响其理解、保留信息并传达其意见的能力(正如2005年《精神能力法案》所预期的那样),因此管理的所有方面都必须维护产妇的最大利益。

这并不是低估沟通的作用,特别是知情同意。在结果不确定、时间有限和快速变化的情况下,沟通十分有挑战性。团队中的一名成员必须在床旁和患者保持随时沟通,适当解释病情进展。尽管抢救过程中不会总有时间对患者进行详细的解释,但抢救的要点必须表达清楚,患者的反馈也应及时传递给团队。沟通者应具有对身体语言的充分展示、良好的倾听以及在有限时间内适当平衡共享信息的能力。

清晰和持续的沟通

最重要的是要充分认识到沟通的合理方式。尽量不使用生僻词,必须要用时请解释它们的意思。同时还要知道,一个信息不仅仅只有语言才能表达出来,医疗专业人士也会通过消极的语调或肢体语言获取额外信息。

准备好迎接患者的问题和焦虑。需要在适度诚实和真实情况之间寻找平衡,不能做出无法实现的承诺。虽然有时需要立即共享一些信息,但在紧急情况下,建议给予持续的简短解释,将重点放在紧急情况的处理上,不过事后必须对事件进行充分解释。这使我们能够充分了解事件的真实情况,并防止传达给患者早期误导性信息(紧急情况随时会发生变化,减轻或加重)。让患者有时间理解问题,并开始与此相关的身体管理,以及从情绪冲击中恢复过来。

紧急情况发生后的沟通

在产科或新生儿急诊等创伤性事件后,肾上腺素水平升高,患者可能处于更加焦虑的状态。这些是正常的反应,大多数患者会自然缓解。要认识到,这种紧急情况通常不会导致持续的应激反应。紧急情况后的沟通并不能作为一次正式沟通,有证据表明,单次沟通可能弊大于利。紧急情况结束后的沟通是一个更详细讨论事件全过程的机会,要利用这个机会澄清所有误解,解释应急情况及其管理情况。患者必须感到舒适,并能够公开地讨论事件的各个方面。这不是由专业人士进行的片面的评论,而应该是满足患者需求的双相对话。

非常重要的是,要承认个人能力的局限性,不要跨越专业界限。诚实地了解自身专业知识的局限性,并根据要求让专家或更高级的资深医生来解释他们的专业内容。这在突发紧急情况时尤其重要——你可能需要在和患者沟通期间安排一个更有经验、更资深或更专业的同事陪伴在身边。

每个患者对紧急情况都会有不同的反应。可能有很多方面影响着患者理解信息的能力,包括术后疼痛、睡眠不足或激素波动,文化、民族和社会问题也可能影响理解能力。重要的是,患者对你沟通的任何内容都能够理解和接受。你也可以邀请其丈夫/伴侣参加,并回答所有疑问。

在沟通结束时,你应该解释后续的护理方式和管理内容。这应包括以下具体信息:

* 你将提供哪些后续护理(给谁、为什么、什么时候、如何护理)。
* 需要进一步完成的筛查或诊断(由谁、何时以及做什么)。
* 日常管理(由谁、何时以及做什么)。
* 预期的进展、副作用和可能发生的问题。
* 如果有问题,如何联系医院。
* 提供可选择的参考信息。

(王晓茜 译)

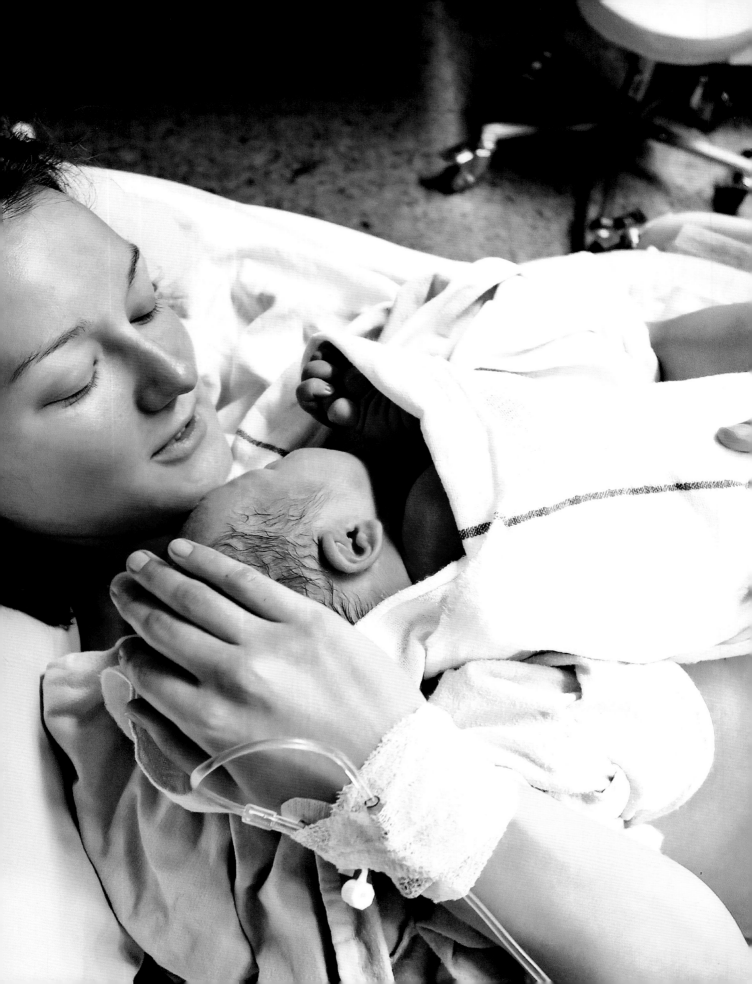

应急技能

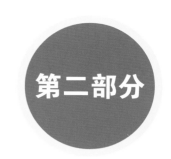

第二部分

孕产妇复苏

接近患者是安全的吗？—确保周围环境安全以避免自己成为下一个伤者

↓

需要复苏吗？—如果答案为"是"，那这种情况就非常紧急了

患者气道通畅吗？—开放气道：抬颌法，并使头部倾斜

患者有呼吸吗？—观察呼吸：看、听和感受呼吸，时间不超过10秒

↓

呼救—明确你的具体位置、需要的帮手和物品，如果在医院外，应指出附近地标，进入是否困难和存在的问题，并指导急救服务

↓

循环—通过手动或使孕妇倾斜以减少对下腔静脉和主动脉的压力，开始胸外按压

救援到达—持续胸外按压，并增加两次正压通气

AED—一旦救援到达，尽快使用 🏳

准备—围死亡期剖宫产

图3-1 孕产妇的复苏顺序

表3-1 孕期生理变化及复苏管理

生 理 变 化	复苏管理的修改
妊娠子宫 • 孕妇出现低血容量时估计已经出血1 000～1 200 mL • 下腔静脉和主动脉压迫—对于仰卧位（昏迷）的孕妇，多达30%的血液贮存于下肢 • 横膈上抬—可能导致肺通气困难	• 密切关注可能隐蔽的出血 • 将子宫移到孕妇的左侧，增加多达25%的心输出量 • 需要熟练的助产士和产科医师
氧需求量增加20%，原因为： • 血液稀释导致贫血和携氧能力下降 • 胎儿循环导致需氧增加 与非怀孕状态相比，乳房增大会导致胸壁顺应性降低 声门、咽部和鼻腔水肿—插管困难 贲门括约肌松弛—有胃内容物误吸的风险	• 给予100%的氧气迅速进行氧合治疗 • 进行胸外按压时需要更大的力量 • 应有熟练的麻醉师在场 • 环状软骨加压和使用带袖套的气管插管

世界卫生组织（World Health Organization，WHO）将孕产妇死亡定义为：女性在孕期或产后6周内因妊娠相关或妊娠期疾病的恶化而导致的死亡（WHO，2010）。2011年至2013年间，英国有214例孕产妇死亡，其中69例是由羊水栓塞、出血、败血症和血栓栓塞性疾病等直接原因造成的，其余的145名妇女死于间接原因。尽管对年轻、健康的孕产妇进行复苏的概率不高，但孕产妇的急重症随时会发生，其结果取决于医护人员能否采取有效和迅速的救治。接近50%的孕产妇死亡是可以预防的，也可以通过早期治疗而避免死亡。让医护人员的抢救技能保持在高水平，应该对助产士和产科医师进行定期演练。

因此，孕产妇复苏的定义是：在孕产妇突发昏迷并伴有呼吸暂停和/或心脏骤停的情况下对其进行生命支持。

生理学

女性的身体在怀孕期间会发生一系列生理变化，了解这些变化以便进行有效的复苏是非常重要的（表3-1）。

诱因

- 血栓栓塞性疾病。
- 出血。
- 羊水栓塞。
- 癫痫发作——子痫和癫痫。
- 脓毒血症。
- 过敏反应。
- 意外事故。
- 既往病史。
- 精神疾病。

处理（图3-1）

孕产妇在意识丧失、呼吸停止并且心脏骤停的情况下需要进行早期干预和复苏。复苏的顺序如下（英国复苏理事会，2015）。

- 接近患者之前，首先要确保自身安全。
- 在患者耳边呼喊以观察其是否有反应，如果她有回应，先要了解出现什么情况了。
- 开放气道：

将一只手置于患者的前额，用两个手指拖住下巴，通过托颌法打开气道，并使她的头部倾斜。

- 观察呼吸：

俯身靠近患者的脸，听有无呼吸的声音，用脸颊感受呼出的气息，同时看胸廓有无起伏——可能很浅或者没有，这些操作要在10秒内完成。

如果患者有呼吸，将其置于复苏体位并呼救，待在她身边并定期评估。

如果她没有呼吸：

- **呼救**——如果在医院外，呼叫120；如果在医院内，拉/按紧急报警器，并让救援的人按下急救心脏骤停警报，并携带简易面罩或气囊面罩系统（如果有的话）以及自动体外除颤器（Automated external defibrillator，AED）。研究表明，在昏迷初期3～5分钟之内使用AED，会增加患者50%～70%的生存概率。
- 循环：
  - 如果患者怀孕，腹部明显隆起，可以通过双手拉向自己一侧或单手推向对侧的手法，将子宫移到孕妇的左侧来减少对下腔静脉和主动脉的压力。如果难以实现或者你只有一个人，可以把任何可利用的东西放在患者右侧身体下方（最好从肩膀到膝盖）以使其向左倾斜。
  - 以100～120次/分钟的速度开始胸外按压，按压深度5～6 cm，在按压间隙让胸部放松以促进心脏的重新充盈，但不需要把手移开。双腿跪地，一个手掌根部放在胸部正中，另一只手放在第一只手背上。交叉手指，并保持第一只手的手指翘起，以免伤及肋骨。手臂和背部挺直，肩膀在手的正上方，双肩中点垂直于按压部位（垂直于患者胸部），进行按压。
  - 当救援人员到达时，继续胸部按压，但增加两次正压通气，每次持续1秒，并保持通气/胸外按压比例为2∶30，过程中保持患者头部倾斜和下颌抬高的状态。
  - 只要AED一送达，就立即打开机器，按照说明把电极垫贴在患者胸前。如果需要电击，将氧气从患者身上移开，并确保所有人员都远离患者，然后按照指示进行电击。
- 电击结束后立即继续心肺复苏。
- 如果给孕妇实施复苏，但在开始有效复苏后4分钟内仍未能恢复自主循环时，应由训练有素的医生进行围死亡期剖宫产。
- 停止时机：
  - 有能胜任的协助者接替救援。
  - 患者出现自主呼吸的迹象。
  - 施救者疲惫不堪。

注意：如果有多名救援人员在场，为防止疲劳应每2分钟交替一次，并确保交替过程中减少耽搁的时间。

在复苏完成后，需要按规定完成事件同期记录和事故报告表格。在场的所有人，包括家长，都可能需要预留时间听取汇报。

（王晓茜　译）

4. 新生儿复苏

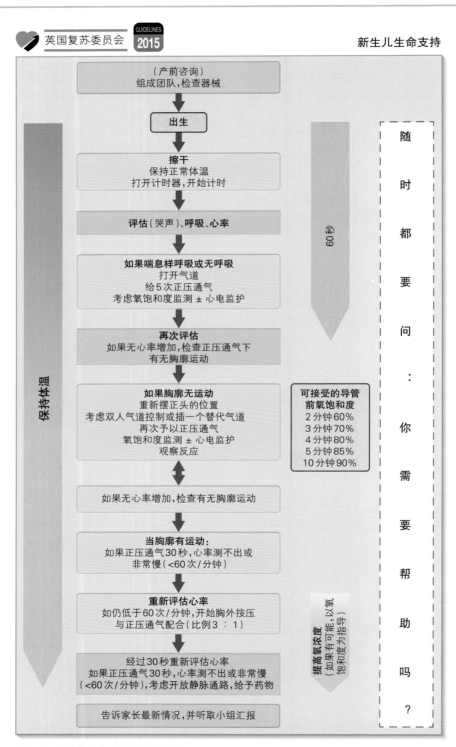

图4-1 新生儿生命支持复苏流程图
来源：英国复苏委员会（2015），经复苏委员会允许转载。

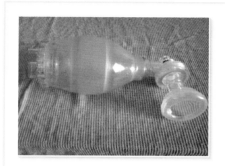
图4-2 球囊面罩通气系统

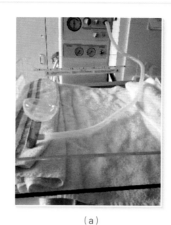
（a）

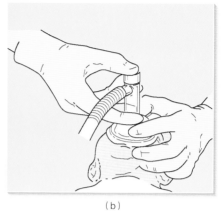
（b）

图4-3 （a）T-组合复苏器连接氧气供应复苏 （b）面罩通气

新生儿复苏是支持新生儿从胎盘呼吸过渡到肺呼吸的一种系统化方法（图4-1）。大多数新生儿不需要干预即可完成从宫内到宫外环境的过渡。然而，对于那些在分娩过程中受到损害或压迫的孩子，可能需要一些额外的帮助才能开始呼吸。也就说是，需要使用一些干预手段来"拯救"这些生病的新生儿——这种干预被称为"复苏"。

生理机制

对于胎儿来说，通过产道的过程是一段相对缺氧的经历，因为在每次宫缩期间，通过胎盘的气体交换被中断了50～75秒。如果缺氧持续，那么胎儿脑干中的呼吸中枢受抑，就会发生原发性呼吸暂停，表现为出生后没有自主呼吸。缺氧将造成无氧代谢和乳酸释放，使患儿心率下降。如果这种情况持续下去，患儿将发生喘息样呼吸，表现为全身颤抖，这是原始脊髓反射表现。如果这些喘息样呼吸不能使肺部通气，新生儿将进入继发性或终末期呼吸暂停，最终导致心力衰竭和死亡。

诱因

- 多胎妊娠。
- 产科紧急情况（产前出血、产时出血、脐带脱垂、肩难产、羊水粪染）。
- 先露异常（例如臀位），胎位不正（例如枕后位）。
- 产程延长。
- 产妇使用镇静药物。
- 产妇患有疾病。

处理（图4-1）

新生儿复苏的处理方法应该是有计划有步骤的。在紧急情况下，新生儿病情可能急转直下。助产士应该预测到是否需要复苏，并随时做好复苏准备。

复苏步骤包括：

- 打开计时器，开始计时，记录出生时间，打开灯和暖台。
- 将新生儿放在暖台上，彻底擦干全身，拿走湿毛巾，用干毛巾重新包裹新生儿，露出胸部，给新生儿戴上帽子。
- 评估新生儿的情况：心率、呼吸、肤色和哭声。在整个复苏过程中，每30秒重复1次，并寻求帮助。

（1）气道

- 将新生儿的头部置于中间位置（"鼻吸气"位），也就是说，不要弯曲或仰伸。记住，新生儿的枕部大而圆，倾向于弯曲的体位——如果不摆正体位，可能会阻塞气道。
- 连接新生儿脉搏氧饱和度仪，将传感器放到新生儿右手手掌或手腕——脉搏氧饱和度仪可能需要90秒才能开始记录。

（2）呼吸

- 如果新生儿没有呼吸，使用球囊面罩系统（bag, valve and mask, BVM）（图4-2）或T-组合复苏器（图4-3）进行5次正压通气（面罩大小要合适，必须覆盖鼻子和嘴，但不能盖住眼睛）。
- 压力应为30 cm H_2O。每次正压通气需要2～3秒。T-组合复苏器的呼吸末正压（Positive end expiratory pressure, PEEP）应尽可能保持在4～5 cm H_2O。有效的正压通气表现为胸廓的起伏。
- 如果心率上升，超过60次/分钟，但新生儿无自主呼吸，继续进行每次1～2秒的正压通气，直到新生儿建立自主呼吸，否则就需要进行气管插管和机械通气。

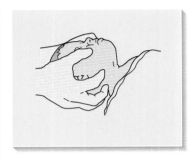

图4-4　双手抬高下颌

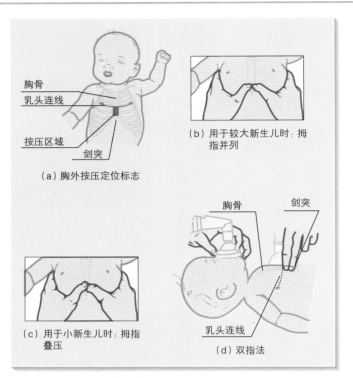

（b）用于较大新生儿时：拇指并列

（a）胸外按压定位标志

（c）用于小新生儿时：拇指叠压

（d）双指法

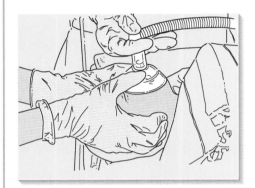

图4-5　双人气道控制
如果面罩通气管理无效，要考虑使用此方法。一个人托住下颌并保证面罩在正确位置，助手提供5次通气使肺部有效充气。

图4-6　（a～d）胸外按压方法
施压位置在胸骨下1/3处，位于双乳头连线中点下方。按压深度为胸廓前后径的1/3（1.0～1.5 cm），每一次按压后保证胸壁反弹。方法（b）和（c）被认为是医务人员更喜欢的方法，但是在单人复苏时方法（d）更有用。

表4-1　新生儿复苏时所用的药物

药　物	浓　度	给药途径	剂　量	适　应　证
碳酸氢钠	4.2%	脐静脉或骨髓腔（如果脐静脉通路尚未建立）	1～2 mmol/kg	如果认为复苏会延长
肾上腺素	1∶10 000	脐静脉或骨髓腔（如果脐静脉通路尚未建立）	10 μg/kg	经过有效的肺通气和胸外按压，心率仍然在60次/分钟或以下
葡萄糖	10%	脐静脉或骨髓腔（如果脐静脉通路尚未建立）	2.5 mL/kg	低血糖
扩容 0.9% 氯化钠 或相似晶体		脐静脉或骨髓腔（如果脐静脉通路尚未建立）	10 mL/kg （10～20秒给予）	如果婴儿有显著的大量失血史及低血容量表现

注：在新生儿复苏的时候很少使用药物，只有在经过有效的肺通气和胸外按压，患儿心排出量仍然很差或明显降低的情况下才使用药物。

- 如果在正压通气后心率没有增加,最常见的原因是肺通气不足。这时要考虑:
  - 头的位置
  - 抬高下颌/双人气道控制(图4-4和图4-5)
  - 新生儿气道阻塞
  - 口咽气道(Guedel型气道)

(3)胸外按压

- 只有在下列情况下才可进行胸外按压:
  - 肺部充气良好,可以看到胸廓起伏。
  - 心脏骤停或心率低于60次/分钟。
  - 已经进行了30秒的正压通气。
- 如果脉搏氧饱和度(Oxygen Saturation, SATS)持续较低,应准备好氧气。注意使用合适的氧浓度使患儿的脉搏氧饱和度达到正常新生儿的标准氧饱和度水平,但不应该过多地给氧(图4-1)。
- 方法(图4-6):
  - 金标准方法是双手合抱患儿胸廓,将手指置于其脊柱,拇指重叠置于乳头连线下方的胸骨正中部位,注意避免压迫软组织。
  - 按压要快速有力,按压深度为胸廓前后径的1/3,胸外按压和人工通气的比例为3:1。
  - 在两次按压之间放松胸壁,使心脏重新充盈。
- 确保每次通气胸部起伏。
- 在整个过程中,每30秒评估心率、肤色、哭声和呼吸。
- 如果双人一起抢救新生儿,其中一人应该大声计数以集中精力。

(4)药物(表4-1)

常用药物包括:碳酸氢钠、肾上腺素和葡萄糖。如果需要扩容,则可给予氯化钠注射液。

(5)吸引方法

除非怀疑有气道阻塞,否则不建议吸引。在气道阻塞的情况下,应在借助喉镜直视下尝试吸引。

(6)特殊情况

早产儿

对于所有早产儿,在管理方面都应遵循以下方法:

- 建议在早产儿完全娩出后延迟夹闭脐带,时间至少1分钟。
- 将湿漉漉的早产儿直接放在食品级塑料袋中,颈部用胶带密封,然后放到婴儿辐射保暖台的辐射加热器下。他们不应该被覆盖或包裹,应该在头上戴上帽子或包上塑料薄膜。
- 将正压通气的压力降至20～25 cm H_2O(取决于胎龄)。用氧应该非常谨慎,并且需要使用脉搏氧饱和度仪。

胎粪

对于出生时脸上覆盖着大量胎粪颗粒的新生儿应按以下原则处理:

- 如新生儿啼哭,有活力,则按正常新生儿处理,观察。
- 如果在新生儿的脸、嘴和鼻孔或周围观察到颗粒状胎粪,不要刺激新生儿,刺激可能导致新生儿吸入胎粪。
- 将胎粪污染、没有活力的新生儿轻轻包裹,放在一个平台上。用喉镜检查气道,用杨氏吸管吸出所有可见的胎粪。然后继续使用上述方法按步骤复苏,复苏后转移到新生儿重症监护室观察。

何时停止

停止复苏是需要经过综合考虑决定的。如果新生儿心脏骤停大于10分钟,应考虑停止复苏。但是,在现实中,是否停止复苏涉及很多问题——例如,有无可供新生儿低温治疗的设施,是否有重症监护设备,肺泡萎陷的原因明确与否,或者尽管父母已经了解孩子存在发生远期并发症的可能,但是到底是否会留有后遗症。这些都表明了专业人员需要尽可能快地开始复苏的必要性。

复苏后助产士需要按照规定完成事件同期记录和事故报告表格。在场的所有人,包括家长,都可能需要预留时间听取汇报。

(晁爽 译)

5. 产前出血

框5-1 前置胎盘

相关因素:

- 前置胎盘史
- 瘢痕子宫,包括剖宫产史
- 胎头或先露高浮
- 胎位不固定
- 无痛性(除非临产)
- 子宫迟缓好
- 子宫软
- 子宫不敏感或不收缩
- 先露异常
- 胎心通常正常
- 大量出血致贫血、休克
- 首先不会出现凝血障碍

框5-2 胎盘早剥

相关因素:

- 胎盘早剥史
- 高血压疾病
- 腹部外伤
- 可能触及先露或先露不清
- 腹痛或背痛(疼痛通常剧烈)
- 子宫迟缓差
- 子宫张力大
- 子宫易激惹或出现宫缩
- 胎心异常或消失
- 休克与肉眼可见的失血量不符
- 可能有凝血功能异常
- 经腹超声可以看到胎盘剥离

产前出血（Antepartum hemorrhage, APH）定义为孕24周至胎儿娩出前的生殖道出血，发病率为3% ~ 5%。

产前出血能预测吗？

虽然已经提出了一些产前出血的高危因素，但它的发生仍不能预测。高危因素包括：孕妇年龄＞40岁、剖宫产史、引产史、子痫前期、吸烟和成瘾药物滥用。然而，最可靠的预测因素可能是胎盘早剥病史。

诱因

诱发因素多种多样，最常见的是胎盘因素，包括前置胎盘或胎盘早剥。此外，生殖道和其他非特异性原因也可能诱发产前出血。

- 宫颈疾病，例如宫颈炎、宫颈外翻。
- 生殖道损伤，如性交、性虐待。
- 外阴静脉曲张，良性或恶性生殖道肿瘤。
- 生殖道感染。
- 前置血管。

（1）前置胎盘（框5-1）：

前置胎盘约占产前出血的30%，是指胎盘位于子宫下段，部分或全部覆盖宫颈内口。前置胎盘根据严重程度可分为1 ~ 4级。

- 1级：胎盘位于子宫下段。
- 2级：胎盘靠近宫颈内口。
- 3级：胎盘部分覆盖宫颈内口。
- 4级：胎盘越过宫颈内口。

（2）胎盘早剥（框5-2）：

胎盘早剥是指胎盘过早从子宫壁剥离，引起子宫底蜕膜层后出血。发病率为1% ~ 2%，胎儿预后与剥离程度直接相关。

处理

产前出血通常需结合失血量的评估和孕妇的临床表现进行管理。但是失血量经常被低估，因为只有一小部分的失血是可见的。通常，用以下方式来评估失血量：

- 点滴——发现内裤或卫生巾血迹。
- 少量——失血量小于50 mL，出血已经稳定。
- 较多——失血量多达1 000 mL，但该患者没有休克的临床症状。
- 大量——失血超过1 000 mL。

使用一切方法寻求帮助——呼救、拉/按紧急呼叫铃，或让另一个人去呼救。在产房，需要一名高级助产士、高年资产科医师、麻醉医师、新生儿医生、血液科医生、护工和记录者。助产士会将孕妇身体划分为三个区域，按区域将特定的任务分配给合适的参与者。所有的治疗必须同时进行，并将观察到的情况、液体出入量以及药物、氧气、液体的医嘱分别详细记录在产科早期预警系统（Modified Early Obstetric Warning System, MEOWS）图、液体平衡图和处方图上。所有参与者之间必须进行全面的沟通。产后出血可能会随后发生，因此需要提前做好准备。这三个区域分别为头、手臂、骨盆。

- **区域1——头**。在等待救援到来时，孕妇应左侧卧位，并取下床头，以确保有足够的空间。助产士应该记住自身的基本责任，例如在复苏过程中安抚孕妇和陪护者，评估孕妇的气道和呼吸，给予孕妇高流量面罩吸氧（10 ~ 15 L/min）。
- **区域2——手臂**。应监测生命体征（血压、脉搏、呼吸），并使用脉氧仪监测血氧。应该用粗管针开放2条静脉通路（每个肘前窝1个），采血进行血常规、凝血、血型、4 ~ 6 U交叉配血、尿素和电解质、肝功能和Kleihauer实验（Rh阴性女性）。液体的补充最初应以2 L的晶体液体（如乳酸钠林格溶液）开始，如果血压没有恢复，再补充1.5 ~ 2 L的胶体溶液。在特定血型的血液到来之前，可以通过血液加热器输入O型Rh阴性血或非交叉配型的血液。不应该使用带过滤器的给药装置，因为这些会减慢输液速度。应严格监控补液、血液和血液制品的使用量，给药量应由负责抢救的临床指挥医生（有经验的麻醉医师或产科医师）或在血液学家和/或输血医学顾问的指导下，根据血常规和凝血结果决定。
- **区域3——骨盆**。应留置导尿管，并连接尿量计，以准确测量尿量。

分娩

胎儿的状态和出血的程度将决定：

- 分娩方式以及是否加快分娩。
- 麻醉要求。在没有任何禁忌证的情况下，区域阻滞麻醉仍然是首选途径，最好是有经验的麻醉师。

在产前出血之后，助产士将按照规定完成事件的同期记录和事件报告表。所有参与者，包括这位孕妇和她的陪护者，可能都需要时间来听取病情汇报。

（符玉婷　译）

6. 产后出血

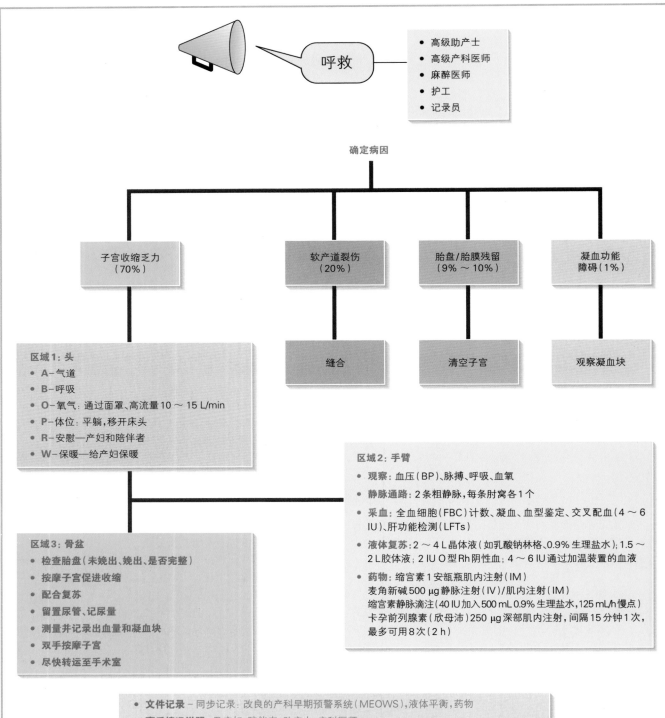

呼救
- 高级助产士
- 高级产科医师
- 麻醉医师
- 护工
- 记录员

确定病因

| 子宫收缩乏力（70%） | 软产道裂伤（20%） | 胎盘/胎膜残留（9%～10%） | 凝血功能障碍（1%） |

缝合 清空子宫 观察凝血块

区域1：头
- **A–气道**
- **B–呼吸**
- **O–氧气**：通过面罩、高流量10～15 L/min
- **P–体位**：平躺，移开床头
- **R–安慰**–产妇和陪伴者
- **W–保暖**–给产妇保暖

区域3：骨盆
- 检查胎盘（未娩出、娩出、是否完整）
- 按摩子宫促进收缩
- 配合复苏
- 留置尿管、记尿量
- 测量并记录出血量和凝血块
- 双手按摩子宫
- 尽快转运至手术室

区域2：手臂
- **观察**：血压（BP）、脉搏、呼吸、血氧
- **静脉通路**：2条粗静脉，每条肘窝各1个
- **采血**：全血细胞（FBC）计数、凝血、血型鉴定、交叉配血（4～6 IU）、肝功能检测（LFTs）
- **液体复苏**：2～4 L晶体液（如乳酸钠林格、0.9%生理盐水）；1.5～2 L胶体液；2 IU O型Rh阴性血；4～6 IU通过加温装置的血液
- **药物**：缩宫素1安瓿瓶肌内注射（IM）
  麦角新碱500 μg静脉注射（IV）/肌内注射（IM）
  缩宫素静脉滴注（40 IU加入500 mL 0.9%生理盐水，125 mL/h慢点）
  卡孕前列腺素（欣母沛）250 μg深部肌内注射，间隔15分钟1次，最多可用8次（2 h）

- **文件记录** – 同步记录：改良的产科早期预警系统（MEOWS），液体平衡，药物
- **事后情况说明**：孕产妇，陪伴者，助产士，产科医师
- **事件记录文件**

图6-1 产后出血的处理

产后出血（Postpartum haemorrhage，PPH）的传统定义为胎儿娩出后24小时内阴道出血量≥500 mL，严重产后出血是24小时内失血≥1 000 mL。根据出血量，PPH分为轻度（500～1 000 mL）或严重（>1 000 mL）。严重PPH可进一步分为中度（1 000～2 000 mL）和重度（>2 000 mL）。继发性PPH是指产后24小时到产后12周阴道过量出血，其处理与PPH相似。

高危因素

产前高危因素
- 子痫前期。
- 初产妇年龄>40岁。
- 贫血和凝血障碍。
- 产前出血（胎盘早剥、前置胎盘、子宫肌瘤）。
- 多胎妊娠、羊水过多。
- 既往有产后出血、前置胎盘、剖宫产史。
- 亚裔。
- BMI>35 kg/m^2。

产时高危因素
- 第一、第二、第三产程延长。
- 急产。
- 催产。
- 器械助产。
- 紧急/选择性剖宫产。
- 会阴切开/裂伤。
- 膀胱充盈。
- 胎盘滞留/胎盘或胎膜残留。

病因

PPH的病因可分为四大类：子宫收缩乏力（70%）、软产道损伤（20%）、胎盘/胎膜残留（9%～10%）和凝血功能障碍（1%）。

处理

PPH的管理方法应该是整体性的。这是一种紧急情况，产妇的状况很可能迅速恶化。应提前做好准备，治疗任何产前便发现的潜在原因，例如贫血。及时识别和治疗是至关重要的。应遵循以下四项基本原则：
- 尽快呼救。
- 寻找病因（图6-1）。
- 有效止血。
- 产妇复苏。

使用任何可用的方法寻求帮助——呼救、拉/按紧急呼叫铃，或让另一个人去呼叫。在产房，需要一名高级助产士、高年资产科医师、麻醉师、护工和记录者。助产士会将产妇划分为三个区域，以便在援助到达时，可以将具体任务分配给适当的参与者。所有的治疗必须同时进行，并且将观察结果、液体出入量以及药物、氧气、液体的医嘱分别详细记录在产科早期预警系统（MEOWS）图、液体平衡图和处方图上。

- **区域1—头（图6-1）。** 在等待救援到来的同时，如果产妇昏迷时还抱着新生儿，应将新生儿先转移到安全的地方。产妇应平躺在产床上，并将床头移开，以确保留有足够的空间。助产士应该记住自身的基本责任，例如在复苏过程中安抚产妇和陪护者，评估产妇的气道和呼吸情况，并给予面罩高流量吸氧（10～15 L/min）。

- **区域2—手臂（图6-1）。** 每15分钟应记录1次生命体征（血压、脉搏、呼吸频率和体温），并应用脉氧监护仪和心电图。应该用粗管针开通2条静脉（每个肘前窝1个），采血进行血常规、凝血、血型、4～6 U交叉配血、肝肾功能检查。补液最初应以2 L的晶体液体开始，如果血压没有恢复，再补充胶体溶液，但不超过1.5～2 L。在特定血型的血液到来之前，可以通过血液加温器输入O型Rh阴性血或非交叉配型的血液。不应该使用带过滤器的给药装置，否则会减慢输液速度。应严格监测补液以及血液和血液制品的使用，给药量应由主要负责的临床指挥医生（资深麻醉师或产科医师）在血液学家和/或输血医学顾问的指导下，根据血常规和凝血结果决定。

    应根据病情需要和当时的治疗情况给予相应的用药。如果分娩时没有给予缩宫素，可给予缩宫素5 IU缓慢静脉注射。在除外禁忌证（如高血压）的情况下，可以考虑给予麦角新碱500 μg缓慢静脉注射。此外，也可以将40 IU缩宫素加入500 mL 0.9%氯化钠/乳酸钠林格溶液中，以125 mL/h的速度静脉滴注。其他可能的选择还包括：每15分钟深度肌内注射用于治疗PPH的前列腺素类似物250 mg，最多8次；使用米索前列醇800～1 000 μg舌下或直肠内给药（可能有腹泻等副作用）；静脉注射0.5～1.0 g氨甲环酸。此外，应尽快转运至手术室。

- **区域3—骨盆（图6-1）。** 如果胎盘和胎膜已经娩出，助产士应尝试按摩子宫以促进收缩。分娩后，检查胎盘和胎膜是否完整至关重要。如果胎盘还在子宫内，应立即用手取出胎盘。如果已留置导尿管（并安装尿量计以精确测量尿量），助产士确定了出血的原因是子宫收缩乏力，可以进行双合诊按压子宫以实现止血。如果软产道裂伤是导致PPH的原因，应尽快缝合会阴切口/裂伤或其他软产道裂伤伤口。在整个过程中，必须准确测量失血量（包括浸血的垫子），并且定期监测凝血功能。

如果PPH无法得到控制，应在产科手术室进行后续处理，因为接下来可能需要进行手术治疗。在PPH之后，助产士将按照规定的要求完成事件的同期记录和事件报告表格。所有参与者，包括这位孕妇和她的陪护者，可能都需要时间来听取病情汇报。

（符玉婷 译）

7. 晚期产后出血

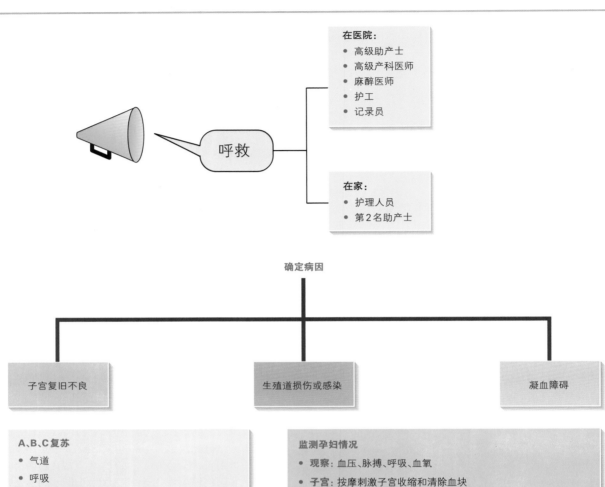

在医院：
- 高级助产士
- 高级产科医师
- 麻醉医师
- 护工
- 记录员

呼救

在家：
- 护理人员
- 第2名助产士

确定病因

| 子宫复旧不良 | 生殖道损伤或感染 | 凝血障碍 |

A、B、C复苏
- 气道
- 呼吸
- 循环（见液体复苏）
- 氧气–通过面罩、高流量10～15 L/min
- 体位–平躺，移开床头
- 安慰–产妇和陪伴者

监测孕妇情况
- **观察**：血压、脉搏、呼吸、血氧
- **子宫**：按摩刺激子宫收缩和清除血块
- **膀胱**：留置尿管，记录尿量
- **静脉通路**：2条粗静脉，每条肘窝各1个
- **采血**：全血计数、CRP、凝血、血型鉴定、交叉配血
- **液体复苏**：如乳酸钠林格、0.9% 生理盐水；1.5～2 L胶体液；通过加温装置的血液

药物

促宫缩药物
- 缩宫素1安瓿瓶肌内注射
- 麦角新碱500 μg静脉注射/肌内注射
- 缩宫素静脉滴注（40 IU加入500 mL 0.9% 生理盐水，125 mL/h慢点）
- 卡孕前列腺素（欣母沛）250 μg深部肌内注射，间隔15分钟1次，最多可用8次（2 h）

抗生素

手术干预
- 评估有无宫腔残留物
- 评估阴道出血量
- 修复软产道裂伤
- 少数病例行B–Lynch缝合、子宫切除

图7-1　晚期产后出血的处理

晚期产后出血定义为产后24小时至产后6周生殖道异常出血,通常发生在分娩后10 ~ 14天。与产后出血不同的是,失血量一般没有具体规定,往往是依靠主观判断。晚期产后出血的发生率约占所有分娩的1%。

高危因素

产前高危因素
- 早产胎膜早破。
- 破膜时间长。
- 产程长、反复阴道检查。
- 先兆流产。
- 多胎妊娠。
- 产前出血。
- 晚孕期住院。

产时高危因素
- 剖宫产分娩。
- 急产。
- 第三产程延长。
- 妊娠组织滞留(如胎盘或胎膜残留)。
- 胎盘位置异常(如胎盘植入)。
- 手取胎盘。

产后高危因素
- 产后出血。
- 子宫复旧不良。
- 产后脓毒血症。

病因

确定晚期产后出血的原因比较困难,常见的有以下几种:
- 子宫复旧不良:胎盘组织残留导致宫内感染或子宫内膜炎。
- 软产道裂伤:如果损伤部位持续出血后形成血肿,则可能会掩盖软产道裂伤。
- 凝血障碍、出血性疾病或抗凝药物的使用:如,患有先天性疾病例如假性血友病的女性发生产后迟发性出血的风险更大,因为其妊娠期间增加的凝血因子会在胎儿出生后下降。这类凝血异常通常在分娩前不能被发现,在经历了分娩的生理变化之后才显现出来。

临床表现

- 阴道出血量比预估的多,恶露会从褐色变为鲜红色。
- 可能出现血凝块。
- 如果是感染引起,恶露可能有恶臭味。
- 孕妇发热和心动过速,可能伴有寒战。

- 耻骨上疼痛/压痛。
- 宫底升高、宫颈内口开放。
- 子宫收缩/绞痛。

监测

静脉采血检查应包括:
- 血常规。
- C反应蛋白。
- 凝血。
- 如果妇女有脓毒血症的迹象,如发热和心动过速,应进行血培养。

应积极寻找可能存在的感染原因(图7-1):
- 阴道上段拭子(High vaginal swab, HVS)。
- 阴道下段拭子(Low vaginal swab, LVS)。
- 如果怀疑有胎盘或胎膜残留,可进行盆腔超声检查。不过,宫腔内的血凝块与残留物相似,可能会造成混淆。如果在超声下看到正常的子宫内膜线,则产后出血不太可能是妊娠物残留所致。
- 窥器检查宫颈口和下生殖道。

处理

- 如果该产妇是住院患者,请联系医生(资深产科医师),为下一步处理提供意见。
- 如果在家中发生出血,可以呼叫救护车重新入院,或转到产房/就近观察区/高度依赖病房,如果该产妇是住院患者,则视医院政策和患者情况决定。
- 与任何出血一样,需要液体复苏(图7-1)。
- 通过称重所有浸血垫来评估失血量。
- 监测生命体征:血压、体温、脉搏、呼吸,以及血氧饱和度。
- 使用氧气面罩。
- 建立两条粗的静脉通路。
- 抽血化验并采集拭子以寻找潜在的感染。
- 输注晶体液以维持血液动力学稳定,如果没有达到稳定,开始输注胶体液和输血。
- 插入导尿管,监测尿量并保持膀胱排空,膀胱充盈可能影响子宫复旧。
- 如果腹部可触及子宫,按摩子宫以刺激收缩、排出残留的血块。
- 考虑使用与产后出血相同的促子宫收缩药物。
- 如果考虑感染,建议使用抗生素,无论是否正在母乳喂养。
- 如果怀疑妊娠组织残留、阴道出血量多或持续阴道出血,可能需要手术干预(图7-1)。
- 持续的实时记录。

(符玉婷 译)

8. 枕后位

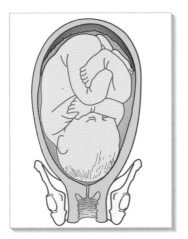

图8-1　右枕后位

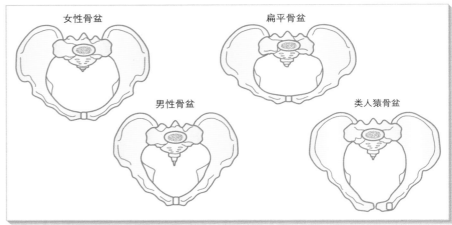

图8-2　骨盆类型

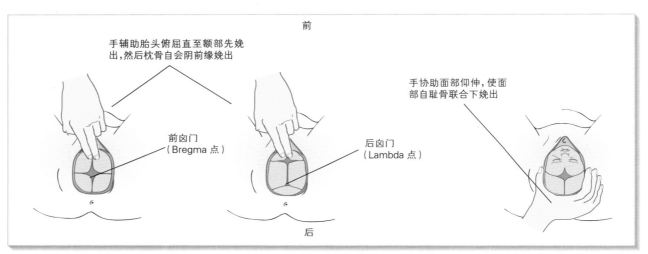

图8-3　持续性枕后位(面对耻骨联合)的分娩

框8-1　右枕后位的分娩机制——长径线旋转至枕前位

胎产式=纵向
先露=头/顶
指示点=枕骨
先露部分=枕骨
胎方位=右枕后位
姿势=俯屈

- 随着宫缩,胎头下降,顶部进一步俯屈。
- 枕骨到达盆底,向前旋转3/8,转至枕前位,并下降至耻骨联合下方。
- 头/顶部仰伸,面部自会阴前缘娩出。
- 复位。
- 胎肩到达盆底,旋转1/8至与骨盆前后径一致。
- 胎头外旋转。
- 前肩自耻骨联合下娩出。
- 后肩自会阴前缘娩出,婴儿侧屈分娩。

框8-2　右枕后位的分娩机制——短径线旋转,持续性枕后位

胎产式=纵向
先露=头/顶
指示点=枕骨
先露部分=前顶部
胎方位=右枕后位
姿势=极度俯屈

- 胎头俯屈时,顶部先到达盆底,向前旋转1/8至枕后位或持续性枕后位。
- 胎头前顶骨到达耻骨联合下方转为额先露。
- 顶部及枕部进一步俯屈,自会阴前缘娩出。
- 面部通过仰伸娩出。
- 复位。
- 胎肩到达盆底,旋转1/8至与骨盆前后径一致。
- 胎头外旋转。
- 前肩自耻骨联合下娩出。
- 后肩自会阴前缘娩出,婴儿侧屈分娩。

定义和发生率

胎儿呈头位,胎儿长轴与母体长轴一致,但胎儿的枕骨与母体骶髂关节之一对齐,因此枕骨在后,胎儿面向前方,即为枕后位(图8-1)。发生率在临产开始时高达32%,分娩时降至5%～10%。在这些持续性枕后位(Occipito Posterior, OP)患者中,只有约25%的患者会自然分娩,50%的患者将使用胎头吸引器或产钳助产,其余25%的患者需要剖宫产。

病因

枕后位的原因尚不明确,发病率增加与多种因素有关。

- 男性骨盆:骨盆入口呈心形,心形边缘的最宽径线位于后部,促使径线更宽的枕骨也位于骨盆后侧。然后,平坦的骶骨和突出的坐骨棘阻止胎头旋转至枕前位(图8-2)。
- 类人猿骨盆:呈椭圆形,骨盆横径短。胎头最低点以枕前位或枕后位进入骨盆入口,狭窄的骨盆横径阻止胎头旋转(图8-2)。
- 初产妇:子宫和腹肌张力增加,易导致枕后位并阻止其旋转至枕前位。
- 高龄产妇:骨盆关节僵硬导致子宫活动受损,从而增加早产率。
- 巨大儿:成功转至枕前位的可能性较小。
- 母亲身材矮小:通常与骨骼较小和男性骨盆发生率较高有关。

可能出现的并发症

枕后位分娩的并发症大多与胎儿头部偏斜、径线较大、减缓或阻止分娩机制中胎头的正常下降有关。此外,胎儿先露部衔接欠佳(由于头部过高和/或偏斜)减少了对子宫的刺激,导致胎膜过早破裂,并可能发生无法预防的脐带先露/脱垂。由于子宫收缩不协调,完成分娩之前,需要更长的时间转至枕前位或更大程度的下降(沿骨盆轴线),产妇可能出现严重的背痛(因为胎儿的脊椎与孕妇脊柱贴近)。此外,子宫收缩不良和产程进展缓慢时可能需要缩宫素加强宫缩。孕产妇产程中出现持续的背痛、产程延长、需要缩宫素加强宫缩和出现相关的焦虑时应考虑到枕后位可能。更深程度的镇痛和/或麻醉通常是有益的,但不幸的是,这些也可能带来更多的并发症和副作用。

可能会因胎头俯屈不良、坐骨棘突出(男性骨盆)致骨盆横径狭窄,内旋转时间过长,甚至最终导致内旋转受阻。如果医生没有注意到这些预警信号,可能会因头盆不称而引起难产。

孕产妇和新生儿的发病率可能也会增加。部分原因是由于胎儿缺氧的发生率增加,以及由于上述并发症,需要通过器械助产(胎头吸引或产钳)或剖宫产加快分娩。此外,与胎儿头部偏斜相关的向上力量可能变得过强,增加了小脑幕撕裂和头颅血肿的发生。众所周知,器械助产会增加产妇的发病率,但即使是持续性枕后位的胎儿自然分娩(其径线较大,分娩前需要更大程度的下降)也会增加会阴Ⅲ度和Ⅳ度裂伤的风险。漫长而痛苦的分娩及其众多可能的并发症,也可能对妇女造成急性和慢性心理创伤。

可能的分娩结局

- 长内旋:旋转至枕前位。胎头随着骨盆下降而俯屈,枕骨到达骨盆底并向前旋转。沿骨盆内旋转3/8至前后径,枕骨位于耻骨联合之下(框8-1)。
- 短内旋:持续性枕后位。胎头保持俯屈,顶部到达骨盆底并向前旋转至耻骨联合下。沿骨盆内旋转1/8至前后径,枕骨位于骶骨前方(框8-2)。
- 持续性枕横位。
- 枕后位进入骨盆入口后进一步延伸形成面先露或额先露。
- 梗阻性难产。

持续性枕后位胎儿的分娩

胎儿出生时将面向耻骨联合。由于偏斜的头部通过耻骨联合需要更大程度的下降,因此第二产程将延长。由于胎头径线较大,在分娩前就会发生肛门扩张和阴道充分扩张。由于胎头水肿和向上塑形,分娩前会阴的扩张通常充分。是否行会阴切开术应综合以下因素:孕妇既往的分娩史;胎儿的大小;胎儿下降时会阴伸展的程度;枕后位分娩需以更大的径线通过阴道口。

胎儿的顶骨是最先从耻骨联合下娩出的。术者在胎头前顶部施加压力,以促进和保持胎头俯屈,并支持其以较小的直径通过阴道口。这种压力阻止了面部眉毛以下的部位娩出,而使枕骨先下降,通过会阴而分娩(图8-3)。一旦枕骨分娩,接生者托住头部,通过仰伸头部使其通过耻骨联合下方,协助面部娩出。

由于胎头通过产道的径线更大,且枕骨位于后方,分娩前需要更大程度的下降,会阴部的压力增加,会阴裂伤(包括会阴切口延裂)比较常见。

(冯岩岩　译)

9. 面先露和额先露

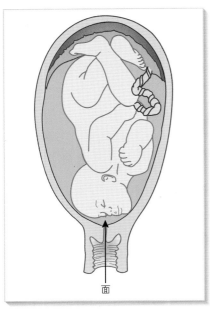

图9-1　面先露

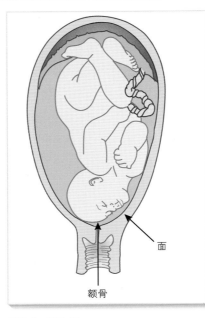

图9-2　额先露

框9-1　面先露的分娩机转

胎产式＝纵向
先露＝面部
指示点＝颏部
先露部位＝颧骨(脸颊)
胎方位＝右颏前
姿势＝完全仰伸

- 随着下降,胎头完全仰伸,颏部成为先露部位。
- 颏部最先达盆底,向前旋转1/8至颏前位。
- 颏部从耻骨联合下娩出。
- 顶部和枕骨通过俯屈自会阴前缘娩出,头部娩出。
- 复位。
- 肩部到达盆底,旋转1/8至与骨盆前后径一致。
- 胎头外旋转。
- 前肩自耻骨联合下娩出。
- 后肩自会阴前缘娩出,婴儿侧屈分娩

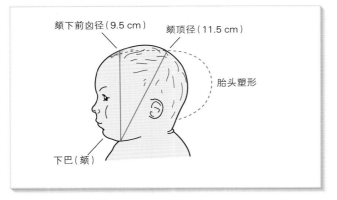

图9-3　面先露的径线

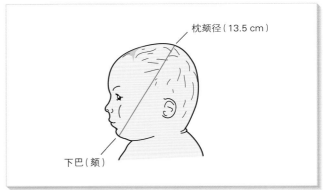

图9-4　额先露的径线

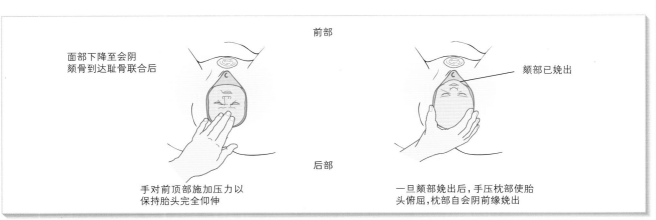

图9-5　面先露颏前位的分娩

当胎儿头部过度仰伸时，胎儿枕部与胎儿背部接近，使胎儿面部成为先露部位，即为面先露（图9-1）。如果头部仅部分仰伸（未达到面先露），则额骨成为先露部位，即为额先露（图9-2）。

发生率

面先露的发生率为1∶500，继发性面先露最常见。继发性面先露常出现于枕后位分娩过程中。原发性面先露多出现在分娩开始前。额先露非常罕见，发生率约为1∶2 000，大多数会在分娩前转至顶骨先露或伴随分娩时宫缩转至面先露。

原因

面先露或额先露的原因尚不清楚，但一些因素与其发生率增加相关，尤其与枕后位胎位异常相关。

- 腹部张力差和腹部下垂：通常与多产有关，由于腹部缺乏张力使胎儿躺姿前倾形成枕后位，将头部向后仰伸为额先露。子宫收缩可能会加剧头部仰伸，导致面先露。
- 扁平型骨盆：由姿势、创伤引起或可能是先天性发育异常。对枕后位影响较大，胎儿枕骨停滞在骨盆入口而无法进入。当宫缩开始时，子宫收缩引起胎头仰伸，根据仰伸程度导致额先露或面先露。
- 胎头过大：枕骨不易进入骨盆，而是停留在骨盆入口。宫缩使胎头仰伸至额先露或面先露。
- 胎头异常：在顶骨受损或缺失（无脑儿）的情况下，宫缩可能将面部推向前方（因没有胎儿额骨，不可能形成额先露）。
- 胎儿颈部异常：颈部肿瘤、蹼状和过长均会增加头部仰伸至额先露或面先露的发生率。
- 羊水过多：与胎头未衔接、胎膜突然破裂和阴道大量流液相关，从而导致包括额先露和面先露在内的胎位异常增加。
- 羊水过少：限制胎儿在子宫内活动，骨盆后方空间更大，增加了枕后位和胎位异常的可能性。

面先露的并发症

面先露有6种胎位：颏左后位和颏右后位、颏左横位和颏右横位、颏左前位和颏右前位。由于头部嵌顿，胎头无法下降到足够低的位置以绕骶骨旋转，因此持续性颏横位和颏后位无法自然分娩。此外，胎头下降时需要肩部和头部同时处于骨盆腔内，但面先露时胎头下降受阻，并且胎头过度仰伸导致其不能围绕耻骨联合向前旋转，因此最终会导致难产。

在某些情况下，当颏部到达盆底时，过度仰伸的颏后位或颏横位可向前旋转至颏前位，并经阴道分娩。颏前位的确有分娩机转的可能，但必须以颏下前囟径通过骨盆方能分娩。

由于分娩时宫颈压力的作用，胎儿面部通常会出现瘀伤和肿胀（尤其是唇部和眼睑），但这是暂时性的。新生儿发病率与先露异常、胎膜早破和可能的脐带脱垂有关。此外，由于面部本身无法塑形，在分娩时后部过度塑形和挤压会导致颅内出血。

产妇并发症为阴道助产或剖宫产率增加。此外，分娩时头部的仰伸增加了会阴扩张的径线，可能导致会阴和阴道裂伤概率增加。

额先露的并发症

额先露时颏顶径较大，根本无法进入骨盆入口（图9-4），更不用说通过骨盆分娩了。这种情况很少有例外。能够通过阴道分娩的额先露是极其罕见的，仅限于胎儿很小，且已知女性骨盆足够宽大（通常是早产）的情况。如果在产程早期且没有胎儿宫内窘迫时发现这种情况，产科医师可能会决定在密切观察下继续阴道试产，监测产程，评估进一步转至面先露的可能性。这种试产是非常短暂的，并应严密监测。在所有额先露的病例中，最有可能的结局是剖宫产分娩，以避免梗阻性难产。

面先露胎儿的分娩

面先露经阴道自然分娩只能发生在颏前位和骨盆足够宽大时（图9-3）。因为位于耻骨联合下的颏部使外阴扩张之前，需要更大程度的下降，所以第二产程会延长。此时是否行会阴切开术应综合以下因素：孕妇既往的分娩史；胎儿的大小；胎儿下降时会阴扩张的程度（面先露分娩时头部仰伸需要更大的径线才能通过阴道口）。

接生时必须在胎头顶部施加压力，直到颏部娩出。胎儿头部需保持仰伸，因为在这个阶段，任何头部的俯屈都会增加头部的径线，使之成为无法分娩的颏顶位。颏下前囟径是可以经阴道分娩的，一旦颏部娩出，胎头通过屈曲，枕部随之自会阴前缘娩出（框9-1和图9-5）。

一旦面先露的头部娩出后，此后将与其他阴道分娩一样继续进行，但需警惕会阴裂伤。由于径线较大，会阴裂伤或侧切口延裂很常见。

（冯岩岩　译）

10. 臀先露

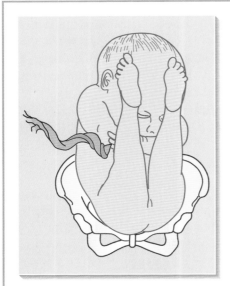

图10-1 单臀先露

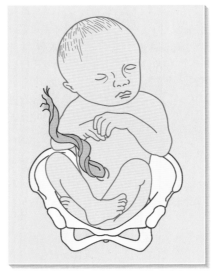

图10-2 完全臀先露

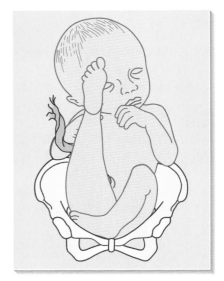

图10-3 不完全臀先露

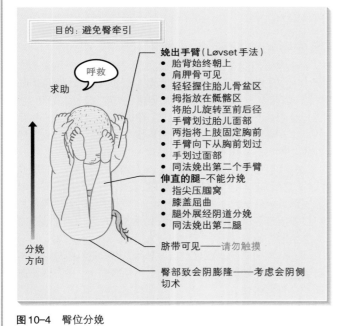

目的：避免臀牵引

求助 呼救

娩出手臂（Løvset手法）
- 胎背始终朝上
- 肩胛骨可见
- 轻轻握住胎儿骨盆区
- 拇指放在骶骨区
- 将胎儿旋转至前后径
- 手臂划过胎儿面部
- 两指将上肢固定胸前
- 手臂向下从胸前划过
- 手划过面部
- 同法娩出第二个手臂

伸直的腿-不能分娩
- 指尖压腘窝
- 膝盖屈曲
- 腿外展经阴道分娩
- 同法娩出第二腿

脐带可见——请勿触摸

臀部致会阴膨隆——考虑会阴侧切术

分娩方向

图10-4 臀位分娩

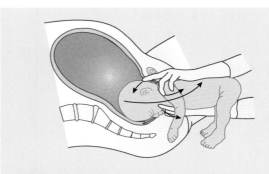

娩出胎头
（Mauriceau-Smellie-Veit手法）
- 胎头自然下降
- 颈背可见
- 胎儿躯干骑跨在术者的右前臂；食指和无名指在胎儿颧骨上增加胎头俯屈，中指位于颏骨
- 左手中指压枕骨，增加俯屈，食指和无名指放于胎肩向下牵引双肩
- 可见枕后部——将胎体弧形上举
- 面部自会阴娩出

图10-5 娩出胎头：Mauriceau-Smellie-Veit手法

本节讨论的臀位阴道分娩要遵循个性化的原则。我们已经考虑了所有可用方案的内在风险和益处（外倒转，臀位阴道分娩和剖宫产——包括计划内和紧急手术），要结合预测的胎儿大小、骨盆情况、产程进展、胎儿和孕产妇情况以及孕产妇的知情同意这几个方面共同作出决策。

定义

臀先露是以胎儿的臀部为先露，是一种异常胎位。足月臀位发生率为 3% ～ 4%。臀先露按髋关节、膝关节伸屈程度分为以下几类。

- 单臀先露（图 10-1）：占臀位的 50% ～ 85%。胎儿双髋关节屈曲，双膝关节伸直，双腿伸直，与身体保持一条直线，足位于面部的前面或侧面。
- 混合或完全臀先露（图 10-2）：占臀位的 15%。胎儿双髋关节与双膝关节均屈曲，足位于臀部的侧面。
- 不完全臀先露（图 10-3）：占臀位中的 45%。可能会出现足先露，或者一个或两个髋关节伸直形成膝关节先露。如果髋关节和膝关节都伸直，就形成双足先露。

诱因

臀先露的诱因目前尚不确定，但一些因素会增加臀先露的发生率，通常与胎儿位置不固定或早期臀先露未能转至头先露有关。

- 高龄产妇。
- 早产：妊娠 24 周前臀先露发生率高达 33%。
- 既往臀先露。
- 多胎妊娠。
- 子宫/腹肌松弛（如多产）。
- 羊水过多/羊水过少。
- 胎儿宫内生长受限/低出生体重儿。
- 子宫畸形（子宫纵隔、子宫肌瘤）。
- 胎儿异常（脑积水、染色体异常）。
- 前置胎盘。
- 女性胎儿。

臀先露阴道分娩

臀先露阴道分娩（图 10-4）必须由一名经验丰富的产科医师在高级团队的支持下进行（包括助产士、产科医师、儿科医生、麻醉师、记录员和护工）。建议产妇保持自然体位：可以是胸膝卧位（All Fours, AF）或臀部放在分娩床的末端呈半卧位（Semirecumbent, SR）（也可以是截石位或蹲位）。

在臀位阴道分娩过程中鼓励最少的人为干预——手不要碰臀部。不恰当的牵引或旋转可能导致胎儿头部或前臂过伸等并发症。监测整个产程的进展和先露下降情况，评估母儿状态，判断产程进展良好还是缓慢。

（1）会阴侧切术

具有最大径线的头部是最后娩出的部分，且没有足够时间塑形。会阴侧切术不会增加骨盆的径线，但它可以使分娩变得容易一些。当臀部使会阴膨隆时，选择性会阴侧切术比常规的会阴侧切术更常用。是否行会阴侧切与胎儿的大小、妊娠周数、产妇孕产次、臀位的分类以及会阴的弹性有关。

（2）单臀先露的分娩

当胎儿髋关节与骨盆前后径一致时可以正常自然娩出。

前髋关节通过耻骨联合下方娩出后发生屈曲，后髋关节自会阴娩出，之后发生外旋转，产妇半卧位时背部转向最上方，四肢着地时背部转向最下方。

（3）足的分娩

屈曲的腿可以经阴道分娩。对于伸直的腿，等待至外阴可见腘窝时，通过指尖对腘窝施加压力使膝关节屈曲，并使腿外展从而经阴道娩出。对第二条腿重复上述操作。

（4）脐带的管理

在母体产力的推动下，臀部会自发地下降达到脐部的高度。不要触摸脐带，任何张力都会随着胎儿下降而减轻。

（5）娩出躯干

允许躯干自然下降。如果脐带娩出后躯干无法下降，则以 45° 角轻轻向下牵引胎儿。拇指必须放在骶髂区，手指环绕骨盆，以避免损伤内脏器官。保持背部位于前方（产妇半卧位时向上，胸膝卧位时向下），在与左右斜径呈 90° 角范围内轻轻旋转胎儿躯干，持续向下牵引，直至可以看到肩胛骨。同时建议保持胎儿的手臂屈曲。

娩出手臂（Løvset 手法）

屈曲的手臂可经阴道自然分娩。如果胎儿手臂伸直，牵引直至肩胛骨暴露，然后继续保持胎儿背部向前（产妇半卧位时向上，胸膝卧位时向下），轻轻握住胎儿骨盆区，旋转胎儿身体 90°，至骨盆前后径。此时建议手臂划过胎儿面部。可使用示指和中指勾住胎儿肘关节，使胎儿上肢紧贴胸部，顺势用手划过胎儿面部。保持胎背向前，旋转胎儿 180°，使另一手臂向前伸展，同法娩出第二个手臂。重新恢复到横位（图 10-4）。

娩出胎头（改良的 Mauriceau-Smellie-Veit 手法）（图 10-5）

处理的目标是使胎头通过骨盆时进行俯屈（减小径线）。允许胎头自然下降，直到可见颈后。如果产妇是截石位，可让胎儿躯干跨在术者的右前臂，同时右手 3 根手指放在阴道里，示指和无名指附于两侧颧骨/面颊，中指位于颏骨。

将术者的另一只手放在胎儿的上方——示指和无名指放在胎儿的双肩上，中指插入阴道，放在胎儿枕骨上。枕部的手指施加向上的力，颧骨上的手指施加向下的力，从而促使胎儿头部俯屈和肩部向下。当明显能看到胎儿枕骨时，顺应骨盆的曲线将胎儿躯干上举，最后面部自会阴娩出。当孕妇处于四肢着地位时，将胎儿的背置于术者的前臂上，拇指和小指环绕胎儿，使其保持稳定。而手的作用方向是相反的，应将胎儿躯干向下牵引，以顺应骨盆曲线的弧度。

（冯岩岩　译）

11. 脐带先露和脐带脱垂

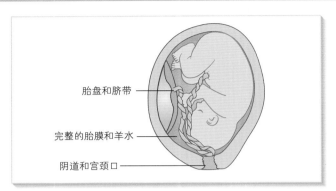

图 11-1 脐带先露

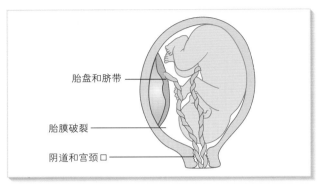

图 11-2 脐带脱垂

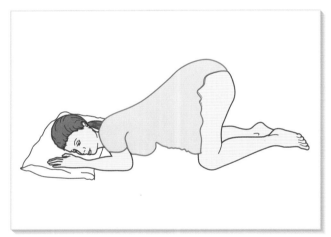

图 11-3 胸膝卧位

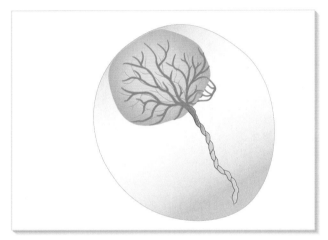

图 11-4 胎膜内血管前置

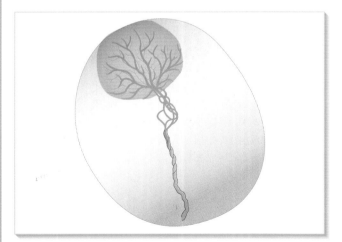

图 11-5 帆状胎盘血管

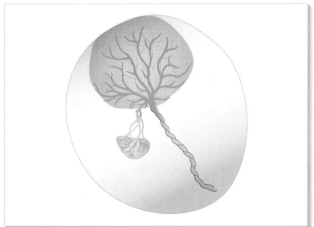

图 11-6 副胎盘和主胎盘之间血管

定义

脐带先露是指胎膜未破时,脐带位于胎先露前方或一侧(在宫腔内)(图11-1)。脐带脱垂是指胎膜破裂时,脐带低于胎儿先露部,可以降至阴道内甚至露于外阴部(图11-2)。当脐带位于胎儿先露的一侧则称为复合先露。脐带脱垂的发生率占头位妊娠的0.5%,占臀位妊娠的2%和多胎妊娠的4%。

病因

- 多胎妊娠:脐带增加、羊水过多和胎位异常。
- 早产:胎儿较小,先露(Presenting Part,PP)异常。
- 小于胎龄儿:胎儿偏小,先露(PP)异常。
- 胎位异常:先露异常或臀位。
- 包含有脐带的复合先露。
- 斜位或横位。
- 羊水过多:往往存在胎头高浮和胎膜早破。
- 低置胎盘:脐带在子宫内低于胎盘。
- 胎膜早破。
- 胎头高浮。

诊断

在分娩过程中可通过超声或阴道检查来诊断脐带先露。当胎膜早破时,可通过孕妇的临床表现或是否看到脐带进行最初的判断。当存在脐带脱垂的高危因素和宫缩过程中出现胎心的变异减速或胎心过缓时,要考虑脐带先露或脱垂。这是最初脐带受压的表现。脐带长时间或完全压迫可导致胎儿死亡。

处理

在可能的情况下,下列措施是按照优先顺序排列的,但这些措施在多学科团队的支持下可以同时进行。若胎儿存活可以听到胎心,治疗目的是加快分娩,并在出生前保持最有效的胎儿氧合。如果没有听到胎心(或胎儿不能存活),处理就不那么紧迫,让胎儿父母有足够的时间考虑最佳的分娩方式,并更多地参与分娩的决策。

- 寻求帮助(产科、麻醉科、儿科和高级助产士)。如果本单位无24小时分娩条件,需要将患者转至一个24小时均有分娩条件的医院(除非需要立即分娩)。
- 汇报紧急情况,让其他工作人员为紧急分娩做好准备。指定一名助产士观察孕妇情况,向她解释病情并

获得知情同意。
- 立即处理评估的结果:胎心率、产程情况、胎儿姿势、胎儿位置及胎先露,并要知道其他任何的并发症。
- 如果见到脐带脱出,将其重新放入阴道内,以保持其温暖和湿润,使脐带保持搏动。
- 在准备分娩时,必须尽可能地解除脐带受压。可采取以下几种方法:孕妇呈胸膝卧位,抬高臀部(图11-3),或救护车转运时采用头低脚高位;戴无菌手套后将手伸入阴道上推先露部缓解脐带压力;停用任何催产药物;用400 ~ 700 mL生理盐水充盈产妇膀胱;尽可能抑制宫缩。
- 吸氧:关于吸氧是否对胎儿有利尚无定论。
- 对于胎心仍能闻及但短时间内无法经阴道分娩的产妇建议紧急剖宫产终止妊娠。这包括:
  - 初产妇,即便是在第二产程。
  - 宫颈没有扩张或者仅部分扩张。
  - 存在其他并发症。
- 可以使用抑制宫缩药物。
- 经产妇在宫口开全的情况下,如果没有其他并发症,胎头下降良好,阴道分娩可能是最快的方式。在宫缩间歇期脐带受到的压力会减轻,胎心得以恢复。然后,孕妇在宫缩期配合向下使劲会加快胎儿分娩。根据情况可能需要阴道助产。在阴道分娩延迟时应准备剖宫产。

前置血管

前置血管类似于脐带先露,胎盘血管位于子宫下段,行走于宫颈内口和胎先露之间的羊膜处。存在以下几种情况:

- 从胎膜环形穿出,回到胎盘(图11-4)。
- 脐带与胎盘之间呈帆状附着(图11-5)。
- 位于副胎盘和主胎盘之间(图11-6)。

前置血管发生率约1:2 500,在人工破膜或自发胎膜破裂患者中,围产期死亡率高达70%。产前超声检查可发现脐带帆状附着或副胎盘,应在36周时行剖宫产终止妊娠。另一种诊断方法是,阴道检查时可扪及搏动的血管,在人工破膜术前应常规进行该项检查(见44.人工破膜)。不幸的是,在大多数情况下,前置血管首先表现为产前或产时出血并伴随胎儿死亡。

(冯岩岩　译)

12. 双胎妊娠

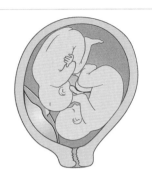 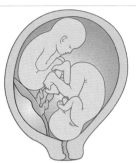 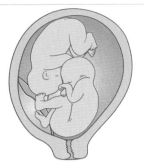 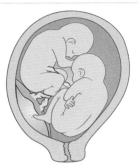

头—头位
优先选择阴道分娩,占足月双胎的45%

头—臀位
双胎交锁风险增加,占足月双胎的40%

臀—头位
双胎交锁风险增加,占足月双胎的5%

臀—臀位
占足月双胎的9%

图 12-1 四种最常见的双胎先露位置(横位、斜位和复合先露也可能存在)

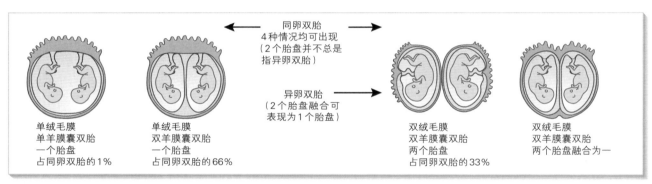

同卵双胎
4种情况均可出现
(2个胎盘并不总是指异卵双胎)

异卵双胎
(2个胎盘融合可表现为1个胎盘)

单绒毛膜
单羊膜囊双胎
一个胎盘
占同卵双胎的1%

单绒毛膜
双羊膜囊双胎
一个胎盘
占同卵双胎的66%

双绒毛膜
双羊膜囊双胎
两个胎盘
占同卵双胎的33%

双绒毛膜
双羊膜囊双胎
两个胎盘融合为一

图 12-2 双胎-胎盘、绒毛膜和羊膜发育

框 12-1 需要紧急处理的产时并发症

- **双胎交锁**:当双胎中第2个胎儿的头在腹部的位置比第1个胎儿的头位置低时,就会发生这种情况。由于下颌相扣,第1个胎儿的头部无法进入骨盆,因此无法阴道分娩。最常见于是臀—头位,但要注意臀—臀位时,当第1个胎儿分娩时,子宫放松,第2个胎儿可能会旋转至头位。
- **脐带缠绕**:见于单羊膜囊双胎。两个胎儿和两条脐带都包含在一个羊膜囊中。脐带可以缠绕在胎儿的任何部位——产前或分娩时。
- **脐带脱垂**:这可能发生在双胎中的第1个胎儿,由于胎儿较小和先露异常,自发胎膜早破的可能性增大,并且羊水可能将脐带冲出。第2个胎儿更有可能出现这种情况,因为先露较高无法入盆,必要时需人工破膜——排除双胎第1个胎儿的影响因素。
- **胎盘早剥**:这可能发生在双胎第1个胎儿娩出后,此时子宫变小可能对胎盘部位产生不利影响。就像第三产程一样,胎盘可能会从子宫壁剥离。如果影响到双胎第2个胎儿的胎盘,可能会引起失血,影响产妇的健康。
- **双胎2失血**:这可能发生在胎盘早剥时,或者如果第1个胎儿的脐带从单卵双胎的共用胎盘脱出,也可能发生这种情况。

大多数足月双胎妊娠会自然临产，超过40%的可经阴道分娩。对于双胎妊娠第一胎为头位，且无剖宫产史的健康妊娠女性而言（图12-1），阴道分娩是最适合的分娩方式。

发病率和并发症

多胎妊娠的发生率为1∶63（英国国家统计局，2016）。其并发症包括妊娠期高血压、贫血、妊娠期糖尿病、胎盘早剥、前置胎盘、羊水过多、双胎输血、宫内发育迟缓、早产（约占双胎妊娠的1/3）、胎儿不良预后、脐带脱垂、产程异常或梗阻性难产。新生儿病死率是单胎妊娠的5倍。

诱因

不孕治疗是同卵双胎（单合子）的唯一诱因。然而，对于非同卵（异卵）双胎，有许多相关的预测因素。

- 辅助生殖治疗：体外受精和促排卵药物的使用。
- 家族性：与母方有关。
- 遗传：异卵双胎女性生双胎的概率为1∶60；对于异卵双胎的男性，其概率为1∶125。
- 年龄：年龄＞31岁，并随年龄增加而增加。
- 种族：尼格罗人种较高，东亚人较低。
- 胎次：4次及以上者增加。
- 体型：身材高大的女性概率增加，身材矮小的女性概率降低。
- 健康状况：在战争和粮食短缺时期下降。
- 饮食：山药和乳制品被认为能刺激卵子的释放。

卵型和绒毛膜性

双胎要么是同卵（完全相同，由一个卵子和一个精子发育而成，受精后分裂成两个），要么是异卵（不完全相同，由两个卵子和两个精子同时发育而成）。同卵双胎可以有一个胎盘，或者两个独立的胎盘，或两个胎盘融合为一。2/3的同卵双胎只有一个胎盘和一个绒毛膜（单绒毛膜）。但仍然可能有一或两个羊膜囊。在英国出生的双胎中，约有1/3是同卵双胎。即使两个胎盘融合，异卵双胎仍然会有两个绒毛膜和两个羊膜囊（每个胎儿各有一个）（图12-2）。

双胎阴道分娩

首先要排除阴道分娩的禁忌证。必须由经验丰富的产科人员来处理，并由一个随时待命的高级团队（助产士、产科医师、两名儿科医生、麻醉师、记录员和护工）支持。必须准备额外的脐带夹和第二套复苏设备。

（1）会阴侧切术

双胎妊娠并不是会阴侧切术的指征，它可能与分娩并发症相关。

（2）胎膜破裂

较小的胎儿、早产和存在两条脐带会增加脐带先露和脐带脱垂的可能性。对于入盆良好且已经衔接的2个羊膜囊来说脐带脱垂是不太可能的。进行阴道检查以排除其他合并症。

（3）双胎妊娠第一个胎儿分娩

除了完全不给缩宫素外，双胎第一胎分娩与单胎分娩相同。分娩后，2把手术钳夹住胎盘末端的脐带。这可以防止胎盘失血和同卵双胎（单个胎盘）的失血。两把钳子可以帮助识别哪根脐带与胎盘相连，用于绒毛膜性的判断。婴儿的脐带端也应钳夹，产后立即应用标识夹。

（4）双胎妊娠第二个胎儿分娩—头先露

双胎妊娠的第二个胎儿应该在30分钟内分娩。通过触诊确定胎先露与胎产式，应由一名助手在腹部固定胎儿为纵产式，直至宫缩时胎先露衔接。需要密切监测胎心，并且需要经阴道检查确定胎先露、衔接程度和有无胎膜。只有在胎头下降至坐骨棘以下、未及脐带，并无规律较强的子宫收缩的情况下才考虑人工破膜（artificial rupture of the membranes，ARM）。除非医生对阴道分娩有信心，否则不应进行ARM。人工破膜后第二个胎儿的分娩时间有限，若此时母亲产力能够很好配合，第二个胎儿就可以顺利娩出。可以使用两个脐带夹来标记胎儿二（一旦身份标识到位，就可以取掉一个）。

如果第二个胎儿胎位是横位或斜位，产科医师可以通过外倒转或内倒转将胎儿转至头位或臀位，将其纠正为纵产式。其他可能发生的并发症见框12-1。

第三产程的处理

增大的子宫和胎盘显著增加了产后出血的风险。结合个人的产科病史，助产士应该能够做出明智的选择。决定经阴道分娩后，在任何紧急情况下都可以考虑缩宫素治疗。

第三产程的处理遵循与单个胎盘相同的原则，但同时要对两个脐带进行控制性的牵引（在给予缩宫素和子宫收缩后）。双绒毛膜的同性胎儿需要留脐带血并对胎盘组织学及胎盘的绒毛膜性进行检查。

由于双胎低出生体重儿比例增加，分娩时会阴损伤的可能性降低，但宫缩乏力、胎膜和胎盘滞留的发生率增加，需要警惕产后出血。

（冯岩岩 译）

13. 肩难产

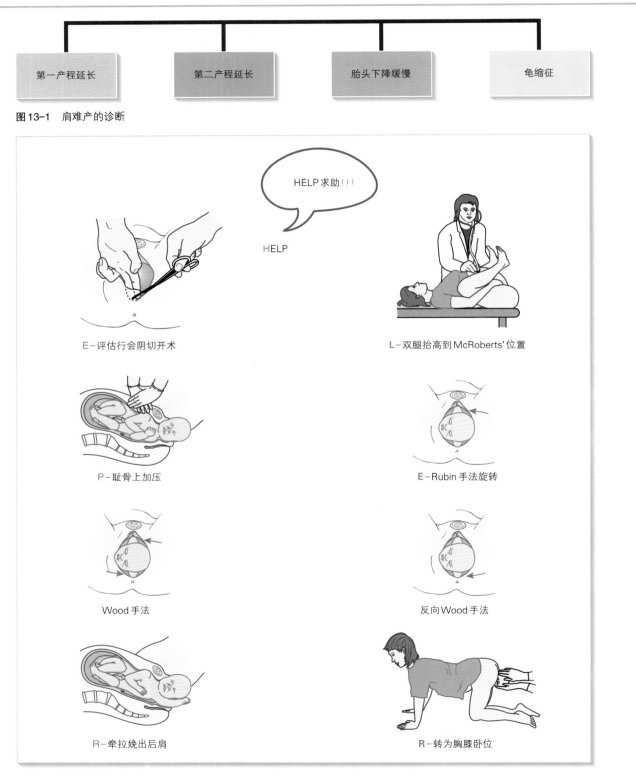

| 第一产程延长 | 第二产程延长 | 胎头下降缓慢 | 龟缩征 |

图 13-1 肩难产的诊断

HELP求助！！！

HELP

E-评估行会阴切开术

L-双腿抬高到McRoberts'位置

P-耻骨上加压

E-Rubin手法旋转

Wood手法

反向Wood手法

R-牵拉娩出后肩

R-转为胸膝卧位

图 13-2 HELPERR口诀

肩

难产发生于头位阴道分娩时,胎儿的前肩或后肩(偶尔)分别嵌顿在母体耻骨联合后方或骶岬后方。因此,胎儿娩出可能需要额外的操作,首先尝试向下、轴向牵引。肩难产可能导致孕产妇和胎儿的并发症和死亡率增加。

高危因素

有研究表明,只有16%的肩难产病例可以通过传统的危险因素预测,这是一个很大程度上不可预测和不可预防的事件。

产前高危因素

- 既往肩难产史。
- 巨大儿。
- 过期妊娠。
- 孕妇妊娠期糖尿病。
- 孕妇身材矮小。
- 产妇骨盆异常。
- BMI > 35 kg/m^2。

产时高危因素

- 第一产程延长。
- 第二产程延长。
- 催产。
- 手术助产。

母体和新生儿并发症

母体

- 会阴Ⅲ度、Ⅳ度裂伤,肛门括约肌损伤。
- 心理创伤。
- 产后出血。

新生儿

- 臂丛神经损伤。
- 锁骨或肱骨骨折。
- 缺氧性脑损伤。
- 酸中毒。

处理

肩难产的处理方法应该是系统的,从最简单/侵入性最小的措施开始,逐步过渡到更复杂的操作。这是一种胎儿状况会迅速恶化的紧急情况(胎儿pH值以每分钟0.04的速度下降,可能导致缺氧)。及时的识别和治疗至关重要。有下列四个基本原则:

- 诊断——龟缩征(图13-1)。
- 寻求帮助。
- 系统方法——助产士将使用HELPERR口诀进行处理。

- 呼叫新生儿专家,因为婴儿可能在出生时需要复苏支持。

HELPERR(图13-2)

H——通过呼喊、启动紧急呼叫铃或派另1个人呼救来寻求帮助。在产房,需要1名高级助产士、1名资深产科医师、1名麻醉师、1名儿科医生/新生儿医生和一名记录事件的记录员。团队成员到达后,应告知这是1例肩难产。

E——评估行会阴切开术以增加可能的阴道内操作空间,但它不能解决胎肩的骨性嵌顿。

L——产妇双腿抬高到McRoberts位。首先双腿先伸直,髋部尽量弯曲再弯曲膝盖,两腿置于腹部两侧(如果孕妇是采用膀胱截石位,胎儿头部已经娩出,在尝试McRoberts体位前必须伸直双腿)。产妇必须平躺在床上才能达到这个姿势,这增大了骨盆入口,同时能使胎儿脊柱弯曲。它还能减轻产妇腰椎前凸,使骶岬变平。一旦胎肩有任何松动,便可尝试分娩,始终保持轴向牵引。

P——耻骨上加压。使用CPR手法,持续或间歇性地在耻骨上加压,使胎儿前肩的背面朝向母体对侧腹股沟,试图内收前肩,从而减少双肩径,使其能通过耻骨联合。一旦胎肩有任何松动,便可尝试缓慢牵引胎头,在整个过程中保持轴向牵引。

E——手进入阴道。根据胎儿背部的位置,在5点或7点方位将一只手的手指伸入阴道。将手指沿胎儿背部向上移动,直到放在前肩的后部,尝试将胎儿肩径旋转到斜径上。也可同时进行耻骨上加压以增加阴道内操作空间。如果胎肩没有任何松动,可将另一只手的手指放在后肩的前侧,尝试使用Wood手法。和之前一样,可以同时进行耻骨上加压。如果胎肩仍然没有松动,换另一只手的手指顺着胎儿背部移动,移到后肩后方,尝试将胎儿朝相反方向旋转180°。为了完成动作,可能需要替换另一只手。一旦胎肩有任何松动,便可尝试向下、向后缓慢牵引胎头。

R——取后肩。如果胎肩没有任何松动,试着将一只手伸入产妇骶骨前间隙并弯曲胎儿肘部,然后握住胎儿手臂使其向上穿过胸部并娩出。这样可以减少双肩直径,充分利用骶骨前间隙,使前肩获得空间从而通过耻骨。

R——翻转产妇。如果以上方法都没能分娩胎儿,那就把孕妇翻转为胸膝卧位(AF),让产妇的头低于臀部。再尝试分娩前肩、后肩或移动后臀。

如果这些方法都失败了,让患者恢复仰卧位,重新开始或考虑手术(如锁骨切开术或Zavanelli方法)。

随着肩难产的操作步骤,必须同时记录并完成医疗文书,按照规定完成事件同期记录和事故报告表格。在场的所有人,包括家长,都可能需要预留时间听取汇报。

(符玉婷　译)

14. 难产—产程无进展

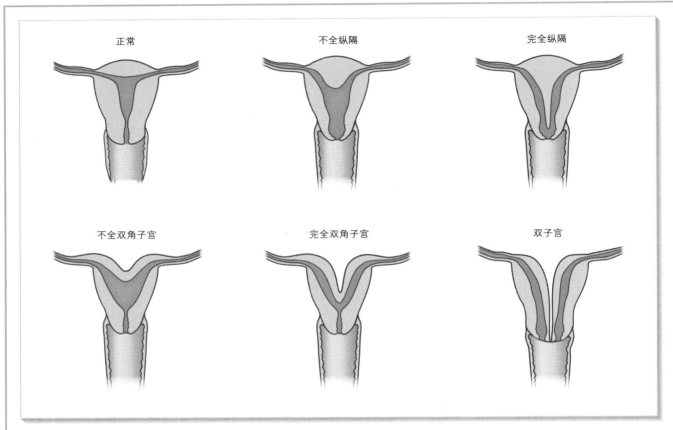

正常　　　　　　　　　不全纵隔　　　　　　　　完全纵隔

不全双角子宫　　　　　完全双角子宫　　　　　　双子宫

图 14-1　子宫畸形

框 14-1　加强宫缩的方法

- 人工破膜术——NICE（2014）指出在引产时能缩短大约1小时的分娩时间。缩宫素与人工破膜（ARM）联用对加快产程有很大的帮助。
- 缩宫素——一种刺激产生更频繁、更持久和更强收缩的激素。对子宫低张性或不协调收缩有效。

框 14-2　缩宫素加强宫缩的禁忌

- 子宫肌层已经发挥最佳作用
- 活跃期停滞——除非仅由子宫收缩乏力所致
- 缩复环明显
- 梗阻性难产
- 剖宫产瘢痕疼痛和压痛（或瘢痕裂开）
- 缺乏产科、麻醉和儿科医生的全程监护和观察
- 未获得知情同意

难产是由宫缩（产力）、胎儿、骨盆和软产道（通道）中某一因素引起，或这些因素共同作用、相互影响的结果，导致胎儿不能正常沿骨盆下降和娩出。

产力

宫缩始于宫底（基础波），然后通过子宫壁的肌肉协调地向下传播（兴奋波）。在分娩过程中，宫缩的强度、持续时间和频率不断增加，子宫的肌纤维逐渐缩短。这一过程的中断可能是由于子宫惰性（未能建立正常的收缩）、宫缩不协调（未能形成有规律的收缩模式）、宫缩乏力（微弱或不频繁的收缩）或子宫衰竭（收缩减缓或停止）而引起。子宫张力过低（如多胎妊娠、羊水过多）和硬膜外麻醉也会减缓分娩速度并使胎儿下降延迟。

胎儿

与难产有关的胎儿因素，主要是增加了分娩的径线，包括胎头过大（如大头畸形症）、胎儿异常（如脑积水、联体双胎）、复合先露（如手抱头、联体双胎）、先露异常（如额先露、臀位）、胎位（如横位）或发育异常（如发育迟滞、颅缝早闭）。

产道

产道因素与胎儿通过的径线有关，整体盆腔容量减少或收缩，这通常是由骨盆异常（图8-2）或子宫畸形（图14-1）导致。但在极少数情况下，阴道可能也会影响产程进展，主要原因包括：孕妇体型（如骨骼小）、先天性畸形（如双角子宫、纵隔子宫或双子宫、骨盆狭窄、脊柱后凸、Naegele's骨盆）、外伤（如骨盆骨折）、医疗问题（如骨盆肿瘤、骨软化）、产科问题（如子宫肌瘤、低置胎盘）或手术并发症（如瘢痕子宫、女阴残割）。

产程进展缓慢的表现

- 潜伏期延长。
- 原发性宫缩乏力。
- 第二产程延长。

难产的诊断

最常见的情况是在第一产程活跃期阶段宫颈扩张延迟（<1 cm/h）。尽管采取了人工破膜和增加缩宫素等干预措施，这种情况仍无法改善。在许多分娩机构，空间和人员的缺乏增加了分娩时长的压力。请注意，这也可能会导致潜伏期正常过程中的不必要干预。产妇分娩中的生理变化受到许多因素的影响，包括当时的环境和孕妇心理状态，而不是病理性的进展失败。因此，助产士应该考虑所有难产的诱发因素和产程进展不佳的迹象（不仅仅是宫颈扩张延迟）。这些症状包括先露部位旋转、屈曲或下降不良、坐骨棘突出、骶骨平坦、耻骨弓狭窄、宫缩减弱（初产妇可能会出现宫缩乏力）、强直性宫缩（经产妇可能会出现更强的收缩）、产妇痛苦增加、胎头过度挤压和胎儿受损。对产程无进展的识别应该遵循个体化原则，应基于分娩各个环节的正常生理过程，充分甄别可疑的风险因素。

并发症

- 头盆不称（Cephalo-pelvic disproportion, CPD）：由于先露部径线过大或骨盆径线过小，或两者兼而有之，胎儿头部不能通过骨盆。
- 持续性枕横位（Deep transverse arrest, DTA）：胎儿径线变大（如胎头屈曲、畸形）和/或中骨盆径线减小（如坐骨棘突出），使胎头旋转受阻。
- 滞产：表现为产程无进展、胎儿心动过速、母体心动过速、发热、血尿、病理性缩复环。
- 胎膜早破：因先露部位不合适，进一步减少对宫缩的刺激。
- 阴道助产、剖宫产率增加。
- 胎儿损伤/死亡：胎儿受损、肩难产、胎儿嵌顿、产伤（如颅内出血、臂丛神经损伤）。
- 产妇损伤/死亡：脱水、失血、疼痛、感染、子宫不完全/完全破裂、会阴裂伤、出血、瘘道形成、心理创伤。

处理

- 正常的潜伏期应该尽量保证母体和胎儿处于舒适的状态并缓解宫缩的疼痛。
- 保持膀胱排空，确保无血尿。
- 通过触诊和阴道检查来确定病因（通常为多因素），排除阴道出血、病理收缩环、阴道灼热、复合先露、先露过高、胎头过度塑形、持续性枕横位、产程停滞。
- 母胎的持续监测，确保及时发现母体心动过速、发热或胎儿异常。
- 根据需要进行静脉补液。通过补液、预防酮症可以保证正常宫缩。
- 催产：只有在产程无进展仅与产力有关，或有足够证据表明胎儿或产道的任何问题可以通过提高产力来解决时（如额、面先露），才可予以催产。催产前应确认产妇和胎儿的健康（框14-1和框14-2）。
- 在梗阻性难产、胎儿或产妇发生合并症时，应停止使用缩宫素（框14-1和框14-2）。
- 胎膜破裂时间>18小时，使用抗生素预防感染。
- 如果先露部既不过度受压也不过高，则在第二产程考虑助产，非枕前位时需要用有旋转功能的产钳或胎吸。
- 剖宫产：如果宫颈未完全扩张、中位产钳困难，即便先露过低，也应该考虑行剖宫产。

（符玉婷　译）

15. 手取胎盘术

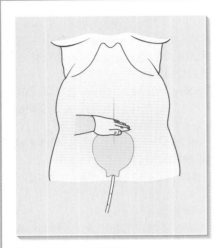

图15-1　检查子宫收缩

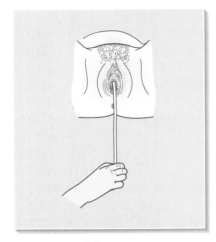

图15-2　拉紧脐带

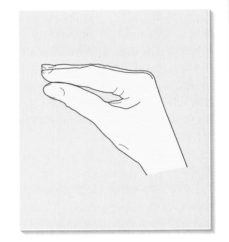

图15-3　五指并拢呈锥形

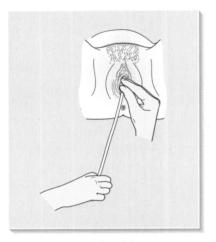

图15-4　顺着脐带摸到胎盘

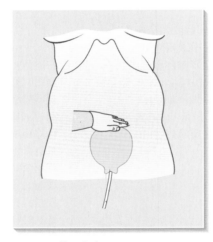

图15-5　按压宫底

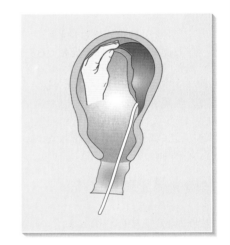

图15-6　手指尖沿着胎盘边缘

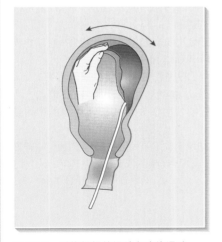

图15-7　手指轻轻的沿胎盘边缘滑动

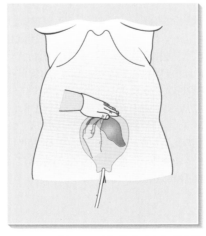

图15-8　胎盘一旦剥离，按摩子宫促进收缩

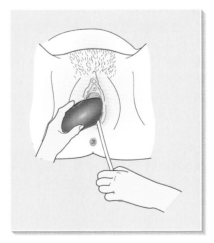

图15-9　手握住胎盘一起娩出

手取胎盘术（Manual removal of the placenta，MROP）是指当胎盘滞留于宫腔内导致第三产程延长时，用手剥离胎盘。通常，正常的第三产程时间不应超过60分钟——NICE（2017）则建议若第三产程超过30分钟应积极处理。

手取胎盘应在最早有阴道出血增多迹象时进行，以避免发生更严重的产后出血。产后出血的风险在进入第三产程的10分钟后开始增加，必要时需立即进行手取胎盘术。如果没有发生早期出血，手取胎盘应在第三产程开始30分钟后进行，且在新生儿娩出后1小时完成所有操作。这既能给胎盘正常娩出（期待管理）提供充分时间，又能在出血风险明显增加之前及时手取胎盘。

发病率

因对产程延长时间的定义不一致，文献报道MROP的发生率在1%～5.5%。若将第三产程定义为30分钟，手取胎盘发生率为3%。第三产程超过30分钟，继续期待观察治疗将导致出血风险明显增加。

发病原因

胎盘滞留有以下三个原因：
- 胎盘粘连——胎盘附着部位的子宫肌层收缩欠佳，胎盘无法与子宫肌层分离。
- 胎盘植入——胎盘绒毛部分或全部异常附着在子宫肌层内。
- 胎盘嵌顿——因宫颈口闭合使胎盘滞留宫腔内。

高危因素

- 脐带过短/断裂——可能仅仅因为脐带缠绕在胎儿颈部/身体而导致相对较短。
- 胎盘残留史。
- 多次刮宫史。
- 低置胎盘。
- 瘢痕子宫。
- 早产。
- 死产。
- 异常胎盘（如副胎盘）——可能导致副胎盘残留。
- 初产妇。
- 多胎——胎盘较大或多个胎盘。
- 多产——胎盘通常不会2次附着在同一位置，因此多产增加了胎盘低置的风险。
- 高龄。
- 产时发热。
- 流产史。
- 分娩时应用缩宫素——使子宫生理性收缩减弱或无效。

处理

首先应该强调的是，在处理胎盘滞留的同时，应积极处理产后出血（PPH）和由此导致的产妇失血性休克或昏迷（见6.产后出血）。

- 向患者解释病情，获得知情同意。
- 开放静脉通路——维持体液平衡、给予缩宫素（一旦出现产后出血时）。在预防产后出血（PPH）方面，没有任何一种药物比手取胎盘更有效。
- 一旦出血控制，可转入产科病房。
- 充分镇痛。
- 行阴道检查，确认胎盘组织是否部分位于阴道以及宫颈是否扩张。
- 转运至手术室进行。
- 行手取胎盘前给予有效的麻醉。
- 严格遵守无菌原则。
- 确保子宫收缩良好（图15-1）。
- 使用非优势手牵拉脐带（图15-2）。
- 将优势手五指并拢呈圆锥形，沿脐带通过阴道、宫颈进入宫腔找到胎盘（图15-3和图15-4）。
- 在剥离胎盘时牵拉脐带的手放开，按压宫底的手要施力（图15-5）。
- 宫腔内的手指指尖缓慢沿胎盘边缘逐渐施加压力，轻轻将胎盘自宫壁分离（手掌向内朝向子宫）（图15-6和图15-7）。
- 一旦胎盘被剥离，宫底部的手按摩子宫，宫缩时另一手握住胎盘一起娩出（图15-8和图15-9）。
- 确保胎盘胎膜娩出完整。
- 静脉给予缩宫素以维持子宫收缩。
- 检查会阴是否完整，缝合软产道裂伤处。
- 是否预防性使用抗生素尚有争议，常规使用缺乏强有力证据支持。
- 产后给予充分镇痛。
- 在紧急和危及生命的情况下，也可能在没有麻醉下进行操作。

并发症

- 子宫内膜炎。
- 子宫内膜异位症。
- 产后出血——严重产后出血。
- 脓毒血症。
- 子宫损伤。
- 会阴感染。
- 死亡——在欠发达国家死亡率较高。

（孙晓彤　译）

16. 胎盘粘连或胎盘部分粘连

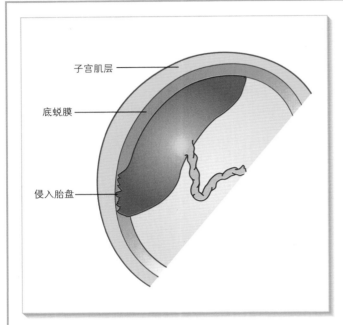

子宫肌层

底蜕膜

侵入胎盘

图 16-1　胎盘部分粘连

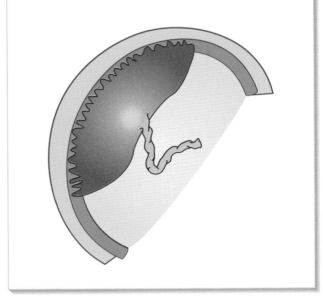

图 16-2　胎盘粘连

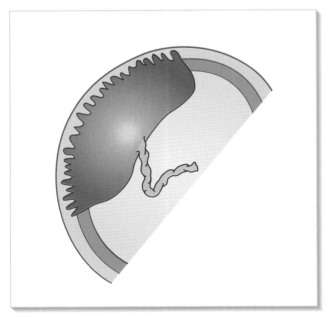

图 16-3　胎盘植入

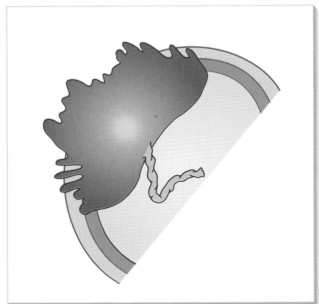

图 16-4　穿透性胎盘

定义

胎盘粘连是指胎盘绒毛侵入子宫肌层。由于蜕膜基底层缺失或不完整，该区域的胎盘小叶嵌入子宫肌层。滋养细胞侵入子宫肌层的深度在每个病例中都有所不同。胎盘粘连或部分粘连有多种可能，即胎盘植入综合征。根据胎盘侵入子宫肌层的程度，可以将其分为以下几类：

- 胎盘部分粘连（图16-1）：一个和多个胎盘小叶黏附于子宫肌层表面。通常在检查胎盘时发现有胎盘小叶明显缺失，随后发现胎盘小叶粘连。更重要的是，胎盘部分粘连会导致胎盘剥离不全，可能导致严重产后出血。
- 胎盘粘连（图16-2）：指整个胎盘附着子宫肌壁。更具体地说，是指绒毛侵入到子宫浅肌层。
- 胎盘植入（图16-3）：绒毛侵入子宫深肌层。
- 穿透性胎盘（图16-4）：胎盘穿透子宫肌壁达宫底和子宫浆膜面，甚至可能达到、嵌入邻近器官，如膀胱。

发病率

在英国，胎盘粘连、胎盘植入和穿透性胎盘的发生率占所有产科病例的1.7：10 000。如果既往无剖宫产史，这一比例相对较低（1：33 000）。如果有剖宫产（Caesarean section，CS）史或此次妊娠合并前置胎盘（Placenta praevia，PP），这一比例将高达1：20。研究表明，发病率的显著升高与剖宫产史、前置胎盘、妊娠年龄等因素相关。

其他国家例如美国，由于相对更高的剖宫产和前置胎盘率，其发病率为1：533。由于孕产妇发病率（如产后出血和紧急子宫切除术）以及死亡率（8%的孕产妇大出血死亡与胎盘植入有关）与之相关，胎盘植入综合征正成为一项重大挑战。

高危因素

- 剖宫产史——风险不随着剖宫产次数而增加。
- 胎盘低置。
- 除剖宫产以外的子宫手术史。
- 分娩年龄——年龄超过35岁的孕产妇风险逐年增加（无剖宫产史）。
- 体外受精（In vitro fertilisation，IVF）妊娠。
- 子宫创伤。

诊断

理想情况下，在产前超声监测时可识别胎盘植入综合征。对于有剖宫产史和本次妊娠前置胎盘的患者，如果高度怀疑胎盘植入，应进行彩色多普勒超声检查，然后通过磁共振成像进行确认。存在体外受精、子宫手术史和母亲年龄等因素的高危患者，也应加强筛查，并能早期识别可能增加的并发症。如果在第三产程才发现问题，应当首先考虑胎盘滞留，当胎盘完全粘连时，极少有清晰的边缘以行人工剥离。胎盘粘连/部分粘连与产后出血（和孕产妇休克）的程度相关，应予以重视。

处理

紧急处理

若发生产后出血，应按照原发性产后出血的急救流程，由多学科组成的专业团队进行治疗（见6. 产后出血）。这里出血的原因不仅指胎盘滞留，还包括胎盘部分粘连。应停止手取胎盘，用双手按摩子宫。此时需要手术干预。穿透性胎盘或胎盘植入通常需要行子宫切除术。但如果出血是由于胎盘部分（局灶）粘连，可以手取胎盘后进行局部出血点的止血处理。此时需要加强液体管理及气道管理，因为很可能发生孕产妇休克，并且需要输血。

期待处理

当产前即发现胎盘植入综合征，大部分胎盘已经娩出，仅有部分胎盘小叶残留，并且产后出血自然停止，可采用期待治疗。如果是在阴道分娩后发现的，是有可能将胎盘留在原位的，这将为讨论、决定最佳治疗和胎盘重吸收提供足够时间。

当在产前发现胎盘粘连时，管理要点包括以下几条：
- 详细的筛查，行诊断性检查以明确胎盘植入的程度。
- 解释病情，提供信息以及心理支持。
- 产科观察室（Obstetric observation Bay，OOB）以及重症监护室（Intensive care unit，ICU）医护人员对孕妇进行术前评估及巡视。
- 由多学科人员组成的专业团队（胎盘植入手术团队）制订管理及分娩计划——拟孕36周剖宫产终止妊娠。
- 至少准备2个单位的备血。
- 术前置入髂内动脉球囊导管——研究表明并不能显著减少失血量，因而临床应用减少。
- 应在OOB或ICU进行术后管理。

并发症及预后

- 胎盘原位保留和行子宫切除术。
- 球囊导管使用不当导致髂动脉血栓形成。
- 前置胎盘可能影响子宫前壁和下段切口的选择。
- 胎盘部分剥离后出现自发性出血，严重至危及生命，需要立即切除子宫。
- 原位保留的胎盘可能继发感染或出血，后期需要医疗干预或切除子宫。
- 复发风险增加。

（孙晓彤 译）

17. 子宫内翻

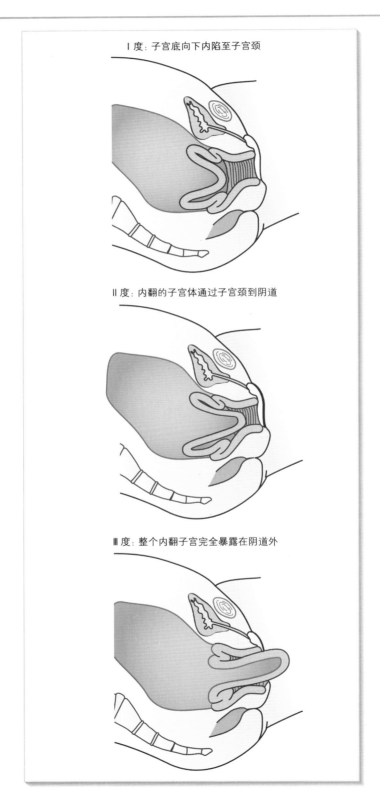

图 17-1　子宫内翻

通常情况下，在新生儿娩出后60分钟内，胎盘、胎膜会从子宫壁自然剥离并经阴道娩出。然而，急性子宫内翻是一种罕见的并发症，通常发生在第三产程，表现为子宫部分或完全向外翻转。文献报道的发生率差异较大，在1:1 500到1:50 000不等。严重的子宫内翻可能会危及生命。不过，据文献统计，产妇存活率约为85%～95%。

高危因素及病因

子宫急性内翻通常与宫颈扩张时导致子宫无张力的情况有关。

高危因素
- 子宫内翻史。
- 初产或多产。
- 产程延长或急产。
- 脐带过短。
- 先天性子宫畸形（如单角子宫）。
- 巨大儿。
- 羊水过多。
- 孕妇结缔组织疾病（如马方综合征——罕见）。

病因
- 子宫内翻最常见的病因是第三产程的处理不当，胎盘娩出前、子宫无张力的情况下过度牵拉脐带，无论是否按压宫底。
- 胎盘滞留宫腔时过度牵拉脐带。
- 为使胎盘剥离用力按压宫底。
- 胎盘异常粘连（如胎盘植入，在胚胎发育阶段胎盘侵入子宫肌壁深部）。
- 手取胎盘（操作者在宫腔内的手迅速取出胎盘后，另一只手仍在宫底施加压力）。
- 自发性子宫内翻，病因不明确。

分类

一般情况下，子宫内翻根据以下情况进行分类（图17-1）。

i. 根据子宫翻出程度分类
- Ⅰ度或不完全性子宫内翻——即子宫底向下内陷到子宫腔内，但未越过宫颈口。
- Ⅱ度或完全子宫内翻——内翻的子宫底下降到宫口外，但还在阴道内。
- Ⅲ度或子宫完全内翻伴脱垂——整个内翻子宫和宫颈、阴道完全暴露在阴道外。

ii. 子宫内翻发生时间与新生儿娩出时间
- 急性——新生儿娩出后24小时内。
- 亚急性——新生儿娩出后24小时至4周内。
- 慢性——新生儿娩出后超过4周。

症状和体征
- 严重的腹痛。
- 腹部触诊子宫底部内陷或子宫缺失（根据子宫内翻程度不同）。
- 胎盘剥离后严重产后出血。
- 出血造成心衰，以及牵拉圆韧带和骨盆漏斗韧带引起神经源性休克。
- 外阴处可见子宫外露。

处理

治疗方式将取决于疾病严重程度和产妇的情况。子宫复位速度极为重要，延迟可能造成组织水肿而不利于复位。

子宫内翻复位
- 呼救，包括高年资助产士、高年资产科医师、麻醉医师、护工以及抢救记录人员。
- 在有或无麻醉下行手法复位，通过用手指从子宫两侧向上施加压力，以便最后宫底复位。将分娩床倾斜到头低脚高位，可以帮助操作者减少对圆韧带和骨盆漏斗韧带的牵拉。
- 全麻或者硬膜外麻醉下利用液体压力行子宫复位：可通过放置在阴道内的输液导管注入2～3 L温热的生理盐水或0.9%氯化钠溶液，充满阴道和穹窿，然后使子宫膨胀并恢复到正确的位置，操作者可以用手或用于真空抽吸的软杯堵住阴道口。将分娩床倾斜到头低脚高位，可以帮助操作者减少对圆韧带和骨盆漏斗韧带的牵拉。
- 如以上措施复位失败，可以尝试手术治疗。
- 需要使用宫缩抑制剂来放松子宫。

孕产妇抢救
- 应建立静脉通路，行交叉配血。
- 留置尿管。
- 根据出血量的大小，快速输注温热晶体和/或血液制品，纠正低血容量休克。
- 如果胎盘仍粘连于子宫，原则是先复位子宫再剥离胎盘。
- 给予缩宫素促进子宫收缩，当子宫收缩好时方可尝试娩出胎盘。

（孙晓彤 译）

18. 子宫破裂和瘢痕裂开

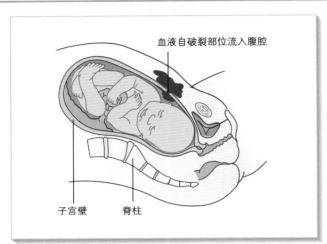

图 18-1 子宫破裂

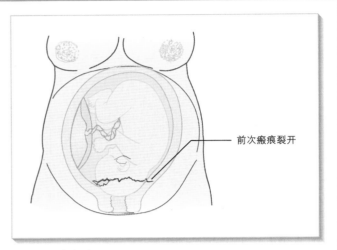

前次瘢痕裂开

图 18-2 瘢痕裂开

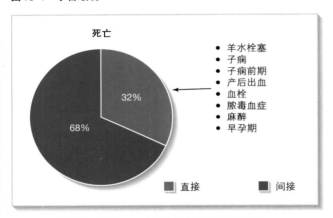

图 18-3 孕产妇死亡率——产科直接因素和间接因素

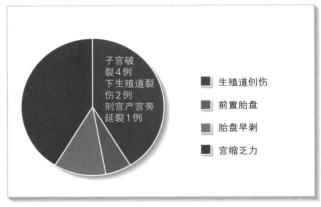

图 18-4 产后出血相关死亡

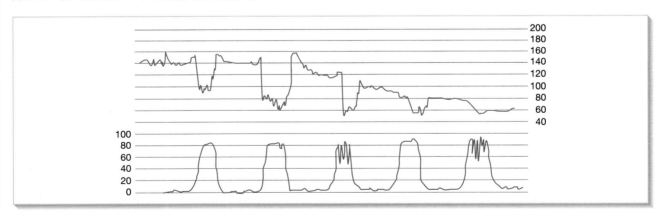

图 18-5 胎心可能出现减速、晚期减速、胎心基线下降

定义

文献中关于子宫破裂的定义各不相同,例如子宫壁全层破裂导致子宫和腹腔直接相通(图18-1),或其他分类方式的子宫完全/不完全破裂。当描述分类时,Porecco等人关于"完全破裂"的定义一致,而"不完全破裂"涉及子宫肌层分离但不涉及浆膜层。如果不完全破裂涉及既往子宫瘢痕时,则称为瘢痕裂开(图18-2)。此外,如果以前没有子宫损伤(创伤或手术),子宫破裂为原发性,如果子宫既往有切口、损伤和瘢痕史,则为继发性。

发生率

子宫破裂是相对罕见的情况,会造成母儿死亡发生率增加。1976～2012年,发达国家和非发达国家的子宫破裂发生率为1∶1 416;仅发达国家其发生率1∶4 800～1∶5 000;在发达国家,如果排除有瘢痕的子宫,则子宫破裂发生率只有1∶8 434;不过,有过一次剖宫产(CS)且没有阴道分娩的患者,子宫破裂风险将可高达2.1∶1 000～5∶1 000,在第二次剖宫产术后,发生率升至1∶70。

2009～2012年,英国对孕产妇死亡率研究发现,有5例孕产妇死亡是由于子宫破裂引起的,在产后出血以及分娩后的孕产妇死亡统计数据中,子宫破裂在五大致死原因中排第4位(22.8%)(图18-3和图18-4)。在文献中,子宫破裂造成的围生期死亡的总体风险为6.2%～12.4%(足月新生儿死亡率仅为2.8%),但有13%的显著并发症问题。

病因

- 子宫上部瘢痕——子宫切开,古典剖宫产术。
- 子宫下段瘢痕——剖宫产术。
- 引产或不适当/过度使用缩宫素。
- 梗阻性难产——子宫下段逐渐变薄。
- 钝器外伤——例如摔伤、道路交通事故、内倒转术或器械助产。
- 锐性损伤——意外(穿刺伤)或非意外(刀刺伤)。
- 内倒转术——双胎的第二胎,先露异常。
- 产程延长或难产——头盆不称。
- 子宫发育异常。
- 子宫过度扩张——多胎妊娠,羊水过多。
- 子宫肌层胎盘形成——胎盘植入或葡萄胎。

诊断

子宫破裂症状与破裂程度、胎儿和/或胎盘进入腹腔的程度有关。在子宫破裂早期阶段、损害最小时识别和诊断子宫破裂是具有挑战性的。Holmgren发现子宫破裂的病例中,24例(66.7%)表现为胎儿症状,8例(22.2%)发现母体症状,3例(8.3%)母亲和胎儿同时有症状,1例(2.8%)无症状。子宫破裂的症状通常包括下面几种:

- 胎心减速——随着胎儿缺氧的增加,胎心出现变异减速甚至晚期减速,其严重程度随胎盘早剥程度加重而增加(图18-5)。
- 疼痛——当腹腔内出血引起横膈上升时(可能被错误地认为是早剥、肺栓塞或羊水栓塞),腹部疼痛或沿膈神经至胸部/肩部出现放射疼痛。
- 呼吸短促——由于膈压和腹腔压增加。
- 原因不明出血——宫腔出血或血尿。
- 触诊胎儿部位——胎儿身体游离在腹腔。
- 产妇休克——失血性休克及孕产妇死亡。
- 胎儿死亡——缺氧。

抢救

- 在紧急抢救方面,需要同时进行的措施有:
  - 复苏——包括气道,呼吸,循环
  - 出血——止血,纠正失血性休克
  - 立即剖宫产
  - 子宫修复(子宫切除术是最有效控制出血的措施)
- 由于胎儿缺氧风险随着分娩延迟而增加,因此应用专业的综合判断来决定终止妊娠的时间。
- 在产后观察室进行术后监护。

当出血得到控制,胎儿没有缺氧的迹象或可经阴道分娩时,可能会有以下操作:

- 阴道分娩后常规探查瘢痕——越来越不常用,但可在器械助产后进行;
- 瘢痕裂开的手术矫治——通常没有必要,除非有明显的出血;
- 子宫修复——未来妊娠时破裂的风险高时考虑。

结局与并发症

- 胎盘早剥——子宫腔容积迅速缩小所致。
- 麻醉或手术并发症——与紧急情况和产妇状况差有关。
- 胎儿产伤——与胎儿位置不确定有关。
- 胎儿缺氧——取决于早剥程度、出血程度和胎儿进入腹腔的程度。
- 再次妊娠时胎盘植入。
- 瘢痕修复后,妊娠发生再次破裂可能。
- 败血症——产妇和新生儿。
- 破裂的伤口可以延伸到宫颈、阴道或进入子宫。
- 今后妊娠需要计划剖宫产。

(孙晓彤　译)

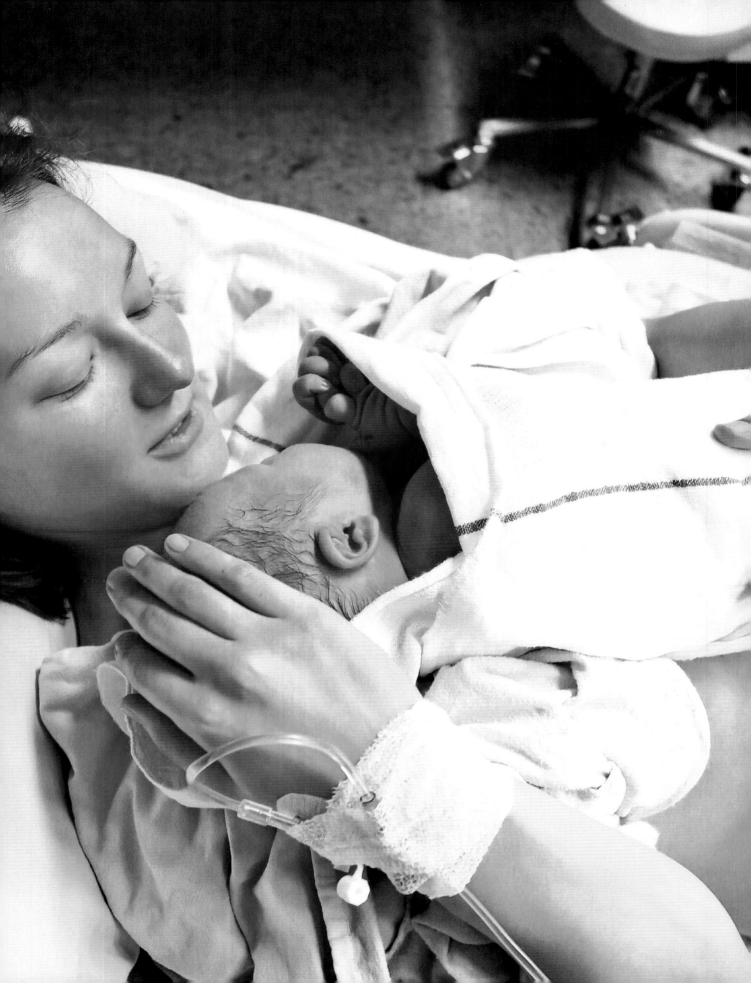

医疗和心理紧急情况

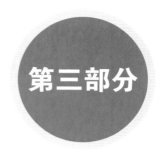

19. 创伤后应激障碍

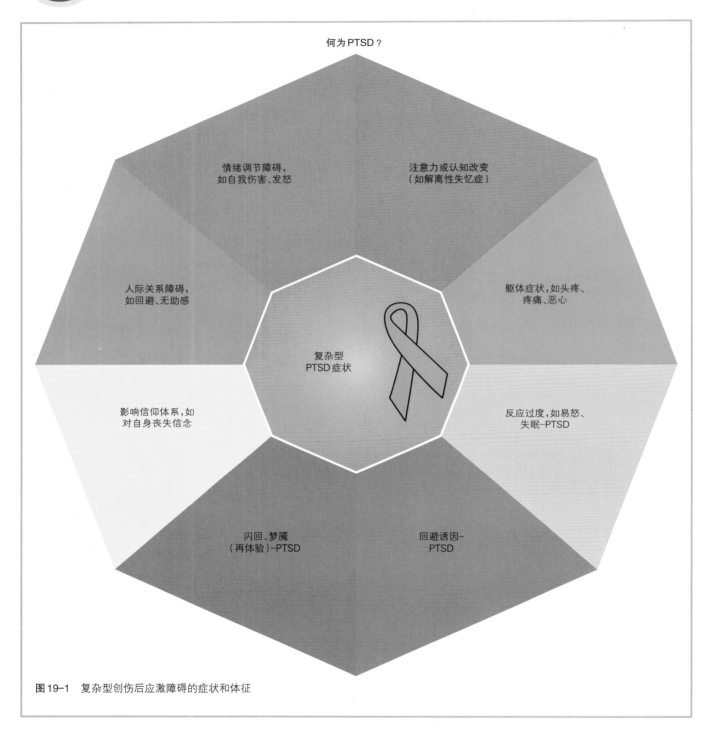

图 19-1　复杂型创伤后应激障碍的症状和体征

产后创伤后应激障碍（Post-traumatic stress disorder，PTSD）的发病率为1%～30%，一般人群约为3.1%，高风险人群上升到15.7%左右。这是由创伤、危及生命的打击和暴力攻击引起的妊娠相关的精神障碍性疾病。这些压力会导致心理情绪和病理性问题，对日常生活产生巨大影响，甚至有危及生命的可能。

诱因

- PTSD病史。
- 儿童期性虐待经历。
- 分娩时或与医护人员相处时受到创伤。
- 精神疾病病史。
- 产后或妊娠期抑郁。
- 新生儿并发症。
- 产程中主观的痛苦感受和负面体验。
- 产程中未得到有效支持。
- 孕期心理障碍。
- 既往创伤经历。
- 产科急症。
- 分娩恐惧症——惧怕分娩。
- 健康状况不佳或有妊娠期并发症。
- 手术分娩（阴道助产或剖宫产）。
- 应对新生儿的问题。

诊断

PTSD的诊断应满足个体曾暴露于某个创伤性事件（与产后直接相关的创伤体验），诊断应包括以下至少1条：

- 死亡或死亡威胁。
- 严重伤害。
- 性侵犯。

在产后这些体验可能与实际经历有关（如既往有过儿童期虐待、强奸或危及生命的产科急症），或与感觉经历相关（如产科急救、手术分娩、会阴损伤、阴道检查）。

此外，美国精神障碍诊断统计手册第5版（DSM-5）描述了PTSD的四组症状：

- 重现创伤体验——重现或梦见。
- 回避——唤起相关记忆及痛苦的外界事物。
- 消极认知和心境——责备自己或他人、对活动兴趣下降、记忆力下降。
- 警觉性增高——易激惹、自我毁灭行为、睡眠障碍或呼吸暂停、"战斗或逃跑反应"。

母儿风险

Iribarren等强调了由抑郁和PTSD引起的成瘾（酒精、烟草或药物）所导致的行为和生活障碍，包括：

- 记忆和理解障碍。
- 难以胜任母亲角色。
- 难以处理社会问题，包括婚姻问题。
- 难以胜任工作。
- 有自杀想法、尝试自杀。

对新生儿的影响：

- 早产。
- 无法对新生儿的情绪作出反应。

高风险人群的预防

既往曾希望通过对妊娠期经历的创伤性事件进行重新回顾来减少PTSD发生，但目前证据并不支持这一方法。一些非产科临床试验发现氢化可的松可起到预防治疗作用。使用这些药物应特别小心，因妊娠期糖皮质激素使用与胎儿腭裂相关，对产后母乳喂养也有潜在的毒副作用。

发病的应急处理

发病后的紧急处理主要针对母儿健康问题和所有并发症，包括抑郁、滥用药物等。

- 评估和尽量减少直接伤害（母亲和新生儿）。
- 加强照护人的能力并升级安全措施。
- 转至精神卫生服务中心，最好有围产保健团队。
- 由产科、儿科和全科医生共同照护。
- 转入精神病护理中心，应有专业的母婴病房。
- 稳定情绪，选择性5-羟色胺再摄取抑制剂（SSRIs）与行为认知治疗。
- 持续的心理治疗。
- 定期监测和持续护理，必要时干预治疗。
- 促进安全的母婴互动和关系建立。
- 助产士、随访人员、产科医师、儿科医生、全科医生和精神病学团队的良好沟通。

Iribarren等认为PTSD恢复过程缓慢，而且创伤记忆经常会延缓恢复过程。症状会变得复杂（图19-1），并且可能无法完全消失。因此治疗目标为：

- 减轻症状。
- 减少极端事件。
- 增加创伤相关的情绪管理能力。
- 增加解决问题的信心。

（刘佳 译）

20. 产后抑郁

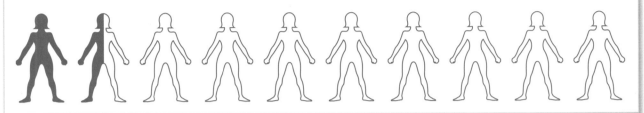

10%～15%（1:7～1:10）的女性有产后抑郁

图20-1 产后抑郁的发病率

框20-1 爱丁堡产后抑郁量表（EPDS）

总则

- 母亲需回答十个问题
- 母亲需在四个容器中选择最能反映过去7天感受的答案
- 母亲需自行完成量表
- 英语欠佳者需提供良好的翻译
- 阅读障碍者需提供帮助
- 答案应为自身观点，不应与他人讨论
- 筛查应在产后6～8周进行

母亲近7天内感受的相关问题：

- 我能看到事物有趣的一面，并笑得开心
- 积极对待事物的能力
- 不恰当自责的频率
- 无缘无故感到焦虑和担心的频率
- 无缘无故感到害怕和惊慌的频率
- 无法应对和处理事情的频率
- 入睡困难的频率（因为不开心）
- 感到难过和悲伤的频率
- 不开心到哭的频率
- 想过伤害自己的频率

得分

- 根据症状的严重程度的增加得分，为0、1、2、3
- 其中三个问题为反向得分，即3、2、1、0
- 总得分为十个问题计分的总和

结果

- 总得分范围0～30分
- 得分超过12/13分可能患有产后抑郁
- 得分提示严重程度
- EPDS得分不应推翻临床判断
- 在考虑治疗前需进行全面的临床评估来明确诊断

产后抑郁是产后出现的常见抑郁症和情绪障碍，文献显示产后抑郁可在产后4周到一年内发病。产后抑郁和产后情绪低落的区别在于：持续时间至产后一周以上，对女性日常活动能力的影响程度较重，持续情绪低落超过2周以及母儿风险增加。产后单相抑郁症发病率为10%～15%（1:7～1:10），是分娩最常见的并发症（图20-1）。情绪障碍可能单独出现，也可能伴随家庭暴力或酒精、药物滥用而出现。

确认是否为双相情感障碍

全面评估女性的情绪状态非常重要，抑郁症也可以表现为双相情感障碍（躁狂抑郁症），患者情绪会在躁狂和抑郁之间切换。如果首次发病后未诊断，产后双相情感障碍的女性会有严重甚至伤害性事件发生。在双相情感障碍中，一段时间的心情愉悦、意志行为增强、口若悬河、思维奔逸、睡眠需求减少、注意力分散、易怒之后会出现抑郁发作。

诱因

- 既往有产后抑郁病史。
- 既往抑郁病史或一级亲属有抑郁病史。
- 产前抑郁或抑郁表现。
- 缺乏社会支持，包括单亲家庭。
- 压力增加——社会、经济、身体、产科因素。
- 爱丁堡产后抑郁量表（Edinburgh Postnatal Depression Scale, EPDS）得分高（框20-1）。

症状和体征

《精神疾病诊断和统计手册（DSM-5）》提出产后抑郁症的诊断需符合抑郁症诊断标准，并在产后出现，以下症状需持续2周以上。

- 情绪低落或对日常活动缺乏兴趣。
- 精神压力大，社会、工作、教育和其他重要领域能力下降。

另外，以下症状至少出现5条或以上，并几乎每天出现。
- 主观感受到或他人观察到的一天中大部分时间情绪低落。
- 大多时间对所有或几乎所有活动缺乏兴趣。
- 体重明显下降或增加，食欲下降或增加。
- 失眠或嗜睡。
- 精神运动性兴奋或阻滞。
- 疲劳或乏力。
- 无价值感，过度或不必要的负罪感。

- 难以集中精力或犹豫不决。
- 反复出现死亡或自杀的想法，有自杀计划或企图自杀。

母儿风险

- 自杀想法和自杀风险是同年龄女性死亡率的70倍。
- 对婴儿的影响持续至成年——情绪、大脑和身体发育，以及对压力的反应。
- 杀害婴儿，或有杀害婴儿想法而未行动。
- 无法照顾自己和新生儿。

预防措施

高危女性如有早期抑郁征象或既往病史者，在产后需使用抗抑郁药物治疗。产前用药可能导致胎儿心脏畸形、新生儿戒断综合征和高血压。其他治疗方法也可以使用，如增加助产士照顾、激素替代、心理治疗、催眠和加强饮食，但目前证实其有效的证据有限。同样，筛查工具对于识别高危人群十分有效——EPDS是最广泛应用的量表（框20-1），其诊断价值有限，但可提供大量信息以进行后续调查，并且目前无更好的替代量表。

发病的应急处理

产后抑郁症很少有紧急情况，除非有自我伤害或伤害婴儿的想法和行动。应急处理方案包括以下内容：
- 评估和减少直接伤害（自身和新生儿）。
- 加强照护人的能力和升级安全措施。
- 转至精神卫生服务中心——最好有围生保健团队（见21. 产褥期精神疾病）。
- 由产科、儿科和全科医生共同照顾。
- 转入精神病护理中心——有专业的母婴病房。
- 稳定情绪——药物（如抗抑郁药物）。
- 长期治疗——药物（包括雌激素替代）、心理治疗（认知行为治疗）。
- 定期监测和持续护理，必要时干预治疗。
- 促进安全的母婴互动和关系建立。
- 助产士、随访人员、产科医师、儿科医生、全科医生和精神病学团队的良好沟通。

雌激素和抗抑郁药物都会对母乳喂养产生影响。雌激素会抑制泌乳（如尚未建立泌乳），抗抑郁药物可少量经母乳分泌。目前其毒副作用尚不明确，但目前的观点认为产后母乳喂养利大于弊。应该让母亲了解可用药物的相关证据，接受最有效、副作用最低的抗抑郁治疗。

（刘佳 译）

21. 产褥期精神疾病

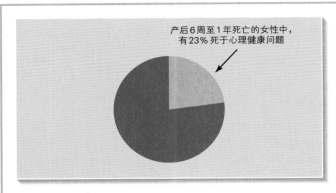

产后6周至1年死亡的女性中，有23%死于心理健康问题

1：7女性死于自杀

图21-1 死亡率　　　　　　　　　图21-2 自杀率

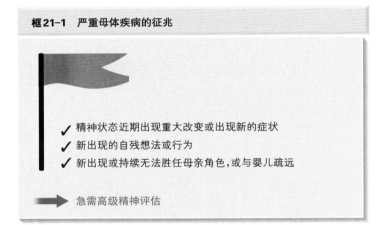

框21-1 严重母体疾病的征兆

✓ 精神状态近期出现重大改变或出现新的症状
✓ 新出现的自残想法或行为
✓ 新出现或持续无法胜任母亲角色，或与婴儿疏远

➤ 急需高级精神评估

框21-2 考虑进行母婴帮助

如母亲出现以下情况：

- 精神状态迅速变化
- 自杀想法（特别是有暴力倾向的）
- 持续负罪感或无望感
- 与婴儿有明显的隔阂
- 认为自己是不称职的母亲
- 精神病的表现

产褥期精神疾病是影响产后女性最严重的情绪障碍,其发病率很低(1:1 000 ~ 2:1 000),可表现为单相情感障碍,但通常是双相情感障碍,在精神病发作前后通常表现为重度抑郁。症状最早可在产后3天出现(特别是有情绪障碍病史者),但通常是在产后8 ~ 14天出现,平均持续40天。

病因学

产褥期精神疾病的确切病因不详,但存在多种理论,包括:

- 基因和染色体变异,通常为家族聚集性,在同卵双胎中发病率升高。
- 额叶和颞叶发育异常,神经生物学证据支持与多巴胺分泌异常相关。
- 睡眠中断和睡眠剥夺,尤其是总睡眠时间和快速眼动睡眠(Rapid eye movement, REM)的中断和缺乏,会导致精神神经症状,如幻觉和被害妄想,这解释了初产妇发病增加的原因。

诱因

- 既往病史或一级亲属产后精神疾病史。
- 一级亲属双相情感障碍病史。
- 一级亲属抑郁症病史。
- 初产妇。
- 单亲家庭。
- 高龄产妇。
- 重大创伤经历,特别是与性(如强奸或性虐待)或妊娠(如创伤性分娩史)相关。
- 睡眠缺乏。

体征和症状(框21-1)

- 睡眠缺乏、无法入睡或不需要睡眠的感觉。
- 情绪波动并合并严重症状(如躁狂、抑郁)。
- 过分关注新生儿。
- 妄想。
- 幻觉。
- 思想或行为混乱。
- 缺乏自制力。
- 烦躁、易怒。
- 意识模糊。
- 忽略自我和新生儿。

母儿风险

- 不充分或不适当的照顾和饮食。

- 自我伤害,包括自杀(图21-1和图21-2)。
- 忽视或伤害新生儿,包括杀害新生儿。
- 伤害他人,包括家人、朋友和护理人员。
- 和婴儿关系破裂。
- 和配偶关系冷淡或破裂。

高风险人群的预防

已知有发病风险的孕妇是指既往有产后精神疾病者,或有双相情感障碍者(既往称躁狂抑郁症)。

对双相情感障碍患者应在孕前考虑进行药物治疗和制定预防保健计划。Bergink等(2015)提倡对双相情感障碍患者进行锂盐、苯二氮䓬类药物和抗精神病药物治疗。妊娠前3个月使用锂盐制剂会增加胎儿心脏畸形风险,所以治疗目标是根据母亲身体情况调整药物治疗的开始时间,将风险降至最低。

对既往患产后精神疾病的女性进行锂治疗可有效预防疾病复发。锂可通过乳汁排泄导致胎儿中毒,所以哺乳期的治疗方案需平衡风险和获益。

发病的应急处理

所有未预料的精神疾病急性发作,包括预防性管理计划失败的,均需要紧急处理。处理方案包括以下内容:

- 评估和尽可能减少直接损伤(母亲和新生儿)。
- 加强照护人的能力并升级安全措施。
- 转至精神卫生服务中心——最好有专业围生保健团队。
- 由产科、儿科和全科医生共同照顾。
- 转入精神病护理中心——有专业的母婴病房(框21-2)。
- 治疗睡眠剥夺——药物治疗(如苯二氮䓬类)和找人照料婴儿。
- 稳定情绪——药物治疗(如抗精神病药物)。
- 长期治疗——药物治疗(包括激素替代)、心理治疗、电休克治疗(Electroconvulsive therapy, ECT)。
- 定期监测和持续护理,必要时干预治疗。
- 促进安全的母婴互动和关系建立。
- 助产士、随访人员、产科医师、儿科医生、全科医生和精神病学团队的良好沟通。

通过详细的病史采集和诊断过程需要排除其他疾病,因为精神疾病发作也可继发于其他疾病如感染、子痫、甲状腺疾病、维生素缺乏、脑血管意外、药物、毒品和代谢疾病。精神疾病还可继发于严重的抑郁症,对于情绪失衡,需要抗抑郁药物治疗。

(刘佳 译)

22. 子痫前期

框22-1　子痫前期进展的症状

- 无症状
- 血压140/90 mmHg
- 尿蛋白≤1+

→

- 轻微头痛
- 视物模糊
- 可凹性水肿
- 尿蛋白≥2+
- 胎儿体重下降
- 需药物控制血压

→

- 严重头痛
- 视野缺损++
- 上腹痛
- 药物治疗无效
- 血清转氨酶升高++
- 24小时尿蛋白定量＞5 g
- 反射亢进
- 肺水肿
- 胎儿发育迟缓
- 胎盘早剥
- 少尿、无尿
- 血小板减少、DIC

框22-2　预防子痫治疗

硫酸镁（MgSO$_4$）

- 负荷剂量4 g应在5分钟内经静脉给药
- 此后1 g/h持续泵入24小时
- 反复子痫抽搐者应在5分钟内继续予硫酸镁2～4 g
- 子痫发作24小时内终止妊娠，由于胎儿损伤风险应避免连续使用硫酸镁超过7天

框22-3　镁离子中毒监测

硫酸镁中毒会导致呼吸抑制，为避免副作用应监测：

- 深部腱反射——膝腱反射存在
- 呼吸频率和氧饱和度
- 意识水平——嗜睡
- 视野改变
- 面色潮红
- 肌无力
- 尿量（4小时内最少100 mL/s）
- 每隔4～6小时监测镁离子水平
- 调整剂量以维持镁离子浓度4～7 mmol/L（4.8～8.4 mg/dL）
- 如血清肌酐≥88.4 μmol/L，监测镁离子水平
- 准备拮抗剂——葡萄糖酸钙1 g（10%溶液10 mL）2分钟内静脉注射

妊娠期高血压疾病

子痫前期是妊娠期高血压疾病的一种。妊娠期高血压疾病发生率为14%～20%，可以出现在妊娠前（慢性高血压），因妊娠加重（慢性高血压并发子痫前期），或妊娠期间首次出现（妊娠期高血压，包括子痫前期和子痫）。妊娠期高血压疾病已不是孕产妇死亡的首要原因，随着妊娠期高血压疾病的管理加强，英国孕妇因高血压相关疾病致死亡风险将低至1∶400 000。

定义

- 高血压：舒张压（Diastolic blood pressure，DBP）≥ 90 mmHg或收缩压（Systolic blood pressure，SBP）≥140 mmHg，2次测量相隔2小时。
- 慢性高血压合并妊娠：妊娠前或妊娠20周前出现的高血压。
- 妊娠期高血压：妊娠20周后出现，无系统受累，产后自行恢复。
- 子痫前期（框22-1）/子痫前期毒血症（Pre-eclamptic toxaemia，PET）：20周后出现的高血压，产前、产时或产后出现系统受累；蛋白尿是常见的重要标志，但可能出现一个至多个系统受累。
  - 肾脏：蛋白尿、肾功能不全、少尿。
  - 血液系统：血小板减少症、溶血、弥散性血管内凝血（Disseminated intravascular coagulation，DIC）。
  - 肝脏：上腹部或右上腹部疼痛，血清转氨酶升高。
  - 神经系统：视觉障碍、头痛、反射亢进、卒中（持续阵挛和抽搐发作）。
  - 肺：水肿。
  - 胎盘：胎儿生长受限、胎盘早剥。
- HELLP综合征［Haemolysis，elevated liver enzymes，low platelet count（syndrome）］：是重度子痫前期的一种形式，包括溶血、肝酶升高、血小板减少。在少数情况下，患者不合并高血压疾病，但血压较基础血压明显升高。
- 子痫（见23. 子痫）：继发于子痫前期，大脑缺氧时引起的强直阵挛发作。少数患者未诊断高血压疾病，但血压通常会较前明显升高。

子痫前期

病理生理学

Permezel提出了与胎盘缺血相关的子痫前期可能病因：

- 胎盘形成不良，子宫肌层螺旋动脉异常导致子宫-胎盘血供减少。
- 母体血管疾病。
- 胎盘面积过大（多胎妊娠、糖尿病、葡萄胎）。

诱因

- 高龄（合并慢性高血压）。
- 未生育或子痫前期史。
- 新性伴。
- 多胎妊娠（与合子性无关）。
- 种族和民族：白人5%，非裔美国人11%。
- 遗传因素：一级亲属有子痫前期病史的产妇发病率增加3～4倍。
- 社会经济因素：婚姻状况，受教育程度。
- 体重指数：随体重增加风险升高。
- 妊娠前3个月ADAM-12、妊娠相关血浆蛋白-A、胎盘生长因子水平均升高。
- 糖尿病。
- 高胆固醇血症。
- 葡萄胎——PET可能在20周前出现。

治疗

轻度子痫前期的治疗目标是预防子痫、脑出血、延长孕周、快速分娩。重度子痫前期在分娩前24～48小时前需严密住院管理，应优先考虑产妇安全。

- 监测母体状况和各系统损害：血压、反射、水肿、视力障碍、腹痛、蛋白尿、血小板计数、肌酐、转氨酶、尿酸。
- 监测胎儿情况：胎心、生长、体重。
- 监测血容量和脐血流。
- 预防子痫（框22-2和框22-3）：常规预防或与反射亢进相关（使用降压药导致血管扩张）。
- 当SBP≥160 mmHg或DBP≥100 mmHg时使用降压药预防胎盘早剥和脑出血。
- 注意液体平衡，速度最高为125 mL/h（口服或静脉），减少静脉收缩和降低中心静脉压（降压药和解痉药）。避免液体过多（肺水肿、腹水、心肺超负荷）和液体不足（细胞容量减少和器官缺血，如无尿、肾衰竭）。
- 评估尿量：最低30 mL/h。
- 输注血小板和/或血浆来补充凝血因子。
- 妊娠34周前使用糖皮质激素。
- 妊娠38周终止，如出现母儿并发症须更早终止。

并发症

- 子痫。
- 胎盘早剥。
- 肺水肿。
- 脑出血。
- 脑血管意外（卒中）。
- 早产。
- 胎儿生长受限。
- 孕产妇和/或胎儿死亡。

（刘佳 译）

23. 子痫

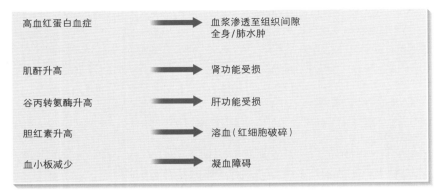

图23-1　重要化验结果的意义

框23-1　子痫期间硫酸镁用量

如果已有负荷剂量硫酸镁的持续静脉输注

- 继续2 g静脉注射

如果未使用硫酸镁

- 要求15～20分钟内硫酸镁6 g静脉注射
- 后续2 g/h静脉泵入

子痫抽搐发作后硫酸镁持续使用24小时。监测硫酸镁毒性,备葡萄糖酸钙(解毒)和复苏设备。

框23-2　子痫患者麻醉和手术风险

- 腰麻/硬膜外麻醉血肿风险(由于凝血异常)
- 注射部位血肿可能压迫神经/脊髓
- 全身麻醉插管可能导致血压急剧上升(加压反应)
- 血压上升导致脑出血
- 血压上升导致胎盘功能下降和/或胎盘早剥
- 胎盘功能下降导致胎儿窘迫/缺氧
- 手术血肿或出血风险(由于凝血功能障碍所致)
- 早产可能需要行古典切口剖宫产
- 溶血导致的贫血使出血问题更严重

子痫是妊娠期高血压疾病（详见22.子痫前期）的一种，是子痫前期恶化的一种并发症。无子痫前期基础的子痫抽搐发作需排除其他病因，如孕妇低血压、特发性癫痫、颅内肿瘤、脑血管意外、局麻药毒性、酒精戒断效应，以及代谢疾病如低钠血症或低血糖症。

定义

子痫是由于大脑缺氧导致的身体强直阵挛发作。大脑缺氧的原因为脑血管痉挛，可能进一步导致脑水肿、脑出血或脑血栓形成。少数患者未诊断高血压疾病，但血压通常较基础血压有明显升高。

发病率

子痫的发病率为1/1 500，多发生在产前和产后早期，极少数首次发生于分娩过程中。

早期征兆

子痫发作可能没有征兆，但多数孕妇会合并子痫前期、全身症状、大脑缺氧的早期表现和重度子痫前期。表现为：

- 血压升高。
- 尿蛋白增加。
- 剧烈头痛。
- 持续的视物模糊。
- 嗜睡。
- 易怒。
- 烦躁。
- 惊厥。
- 卒中的先兆表现。

子痫发作

子痫最常见的发作是强直阵挛发作。Permezel提出子痫的发作有以下特点：

- 与环境无关的前驱头晕症状。
- 强直期：由于呼吸停止，全身骨骼肌持续收缩，发绀。
- 阵挛期：肌肉交替痉挛和放松，持续2～3分钟，自我伤害风险高（舌咬伤、撞伤、坠床）。
- 发作后阶段：意识水平下降，可能持续昏睡数小时或短时间，与大脑缺氧相关。
- 子痫持续状态：连续反复发作，窒息和不可逆脑损伤风险增加（子痫发作期间窒息引起的缺氧所致）。

处理

（1）子痫发作时处理

- 防止进一步损伤——移开附近物品，如物品不能移开，应进行包裹（如棱角处放枕头）；确保孕妇无法触及电器、温度高和尖锐物品；避免坠落伤（如使用床挡）。
- 解痉药物——尽快使用硫酸镁（框23-1、框22-2、框22-3）。地西泮使用有争议，因其有呼吸抑制、心脏骤停等风险（尤其是与硫酸镁合用时）
- 保持气道通畅和氧供——子痫抽搐时屏气60～90秒会导致发绀。同样，使用地西泮会明显引起意识水平下降。抽搐发作的放松期建立气道通路可以保护呼吸道以及减少舌咬伤。尽快通过面罩给氧。
- 防止误吸——使孕妇处于半俯卧位，用于无意识患者的康复体位。应及时吸痰，及时吸引气道分泌物。
- 转到产科病房（最好是重症监护室），由麻醉科、产科、内科和产科医师24小时持续监护和管理。

（2）高血压疾病的维持治疗

- 在初始剂量后持续应用硫酸镁（框22-2和框23-1）。
- 监测生命体征（孕妇和胎儿），包括神经系统体征、血清学检查（图23-1）和硫酸镁中毒的早期征象（图22-3）。
- 评估缺氧脑损伤来预测进一步发作风险。
- 抗高血压药物治疗——如血压仍严重升高（硫酸镁治疗稳定后）。拉贝洛尔治疗——2分钟内20 mg拉贝洛尔静脉给药，每10分钟加量1倍直至血压稳定（总剂量不超过300 mg）。

（3）终止妊娠

孕妇病情稳定24小时内应尽快终止妊娠。孕周≤34周应使用糖皮质激素（促进胎肺成熟），但不应因胎儿因素而延长孕周，一切以孕妇健康为先，剖宫产可快速终止妊娠。

并发症

- 胎盘早剥。
- 肺水肿/吸入性肺炎。
- 脑出血、脑血管意外。
- 肾功能衰竭。
- 心力衰竭。
- 弥散性血管内凝血。
- 皮质性失明。
- 早产。
- 心理问题。
- 麻醉和手术并发症（框23-2）。
- 孕产妇和/或胎儿死亡。

（刘佳 译）

24. 静脉血栓栓塞

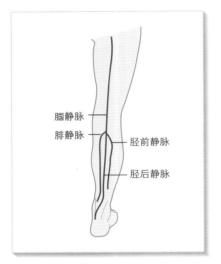

图 24-1　下肢静脉解剖

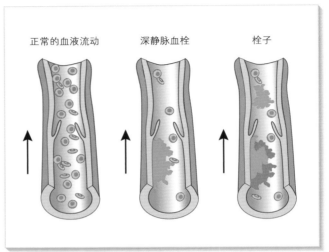

图 24-2　血栓和栓塞形成

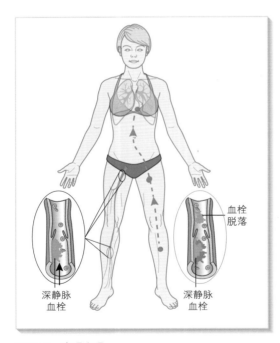

图 24-3　病理生理

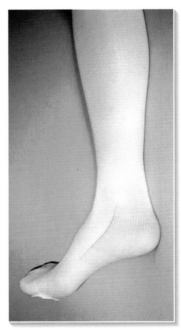

图 24-4　抗栓塞加压弹力袜

静脉血栓栓塞症（Venous thromboembolism，VTE）是导致妊娠期及产褥期女性死亡的主要原因。VTE可分为深静脉血栓形成（Deep vein thrombosis，DVT）和肺栓塞（Pulmonary embolism，PE）。肺栓塞为小块深静脉血栓破裂、脱落，沿着较小的静脉漂移，最终堵在更加窄小的肺循环静脉内。阻塞的栓子会阻断远端组织的血液供应。静脉血栓栓塞疾病的发病率相对较低，估计发病率为0.1%。最近研究表明，妊娠期和产褥期女性患静脉血栓栓塞疾病的死亡率是普通女性的4～6倍，但总的死亡率不高，每10万例中有1.01例死亡，妊娠期和分娩后死亡率相当。

风险因素

既往情况风险因素
- 既往VTE病史；1级亲属患VTE的家族史。
- 存在易栓症。
- 既往病史（如患系统性红斑狼疮、恶性肿瘤、肝病）。
- 年龄＞35岁。
- BMI＞35 kg/m^2。
- 吸烟者。
- 小腿静脉曲张。
- 产后出血、前置胎盘、剖宫产史。
- 产次＞3次。
- 辅助生殖技术。

产前危险因素
- 本次妊娠并发子痫前期。
- 妊娠剧吐。
- 多胎妊娠。
- 剖宫产术。
- 产程延长。
- 手术助产阴道分娩。
- 出血。
- 严重感染。
- 本次妊娠早产和死产。
- 长途飞行。

产后危险因素
- 制动。
- 脱水。
- 贫血。
- 感染。
- 产后出血。

急性VTE的症状和体征

妊娠期和产褥期女性患VTE的症状和体征可能不同，有些可能没有症状。然而，一般情况下，通常有以下表现。

深静脉血栓形成
- 小腿皮肤发红、受累区域发热、炎症和肿胀。
- 小腿疼痛，行走时加重。

- 腹痛（髂总静脉受到压迫）。
- 低热。

肺栓塞
- 突然发作的晕厥。
- 惊恐。
- 胸痛。
- 咳嗽、咯血、发绀、呼吸困难。

诊断与治疗

若强烈怀疑VTE，不必等确诊结果，应立即开始抗凝治疗，直至诊断确认排除VTE。

（1）确诊标准
深静脉血栓形成
- 病史。
- 血管加压超声。
- 静脉造影——金标准。

肺栓塞
- 胸部X线。
- 心电图（Electrocardiography，ECG）。
- 核素肺通气/灌注（V/Q）扫描或CT肺血管造影（Computerised tomography pulmonary，CTPA）。

注意：D-二聚体用于妊娠期肺栓塞存在争议，由于正常妊娠其血浆D-二聚体水平升高并不少见，因此英国皇家妇产科学院（Royal College of Obstetricians and Gynaecologists，RCOG）不推荐其用于妊娠期肺栓塞的诊断。

（2）处理
深静脉血栓形成
- 血液检测：血常规、凝血功能、肝肾功能和电解质。
- 开始低分子量肝素治疗（Low molecular weight heparin therapy，LMWT），剂量根据目前或早孕体重进行分级，并有明确的指南建议。
- 使用修订的MEOWS图表进行定期观察。
- 穿加压抗栓塞弹力袜以改善下肢静脉循环。
- 保持充足的水分。

急性肺栓塞
- 由经验丰富的多学科团队立即进行评估。
- 治疗首选静脉注射普通肝素，起始剂量后应每4～6个小时监测活化部分凝血活酶时间（Activated partial thromboplastin time，APTT）。
- 应在重症监护病房或产房进行治疗。
- 外科手术干预（例如取栓术，根据个体情况决定）。
- 如果发现心脏骤停，立即心肺复苏。若复苏失败，应在5分钟内实施围死亡期剖宫产术。

（龚子元 译）

55

25. 羊水栓塞

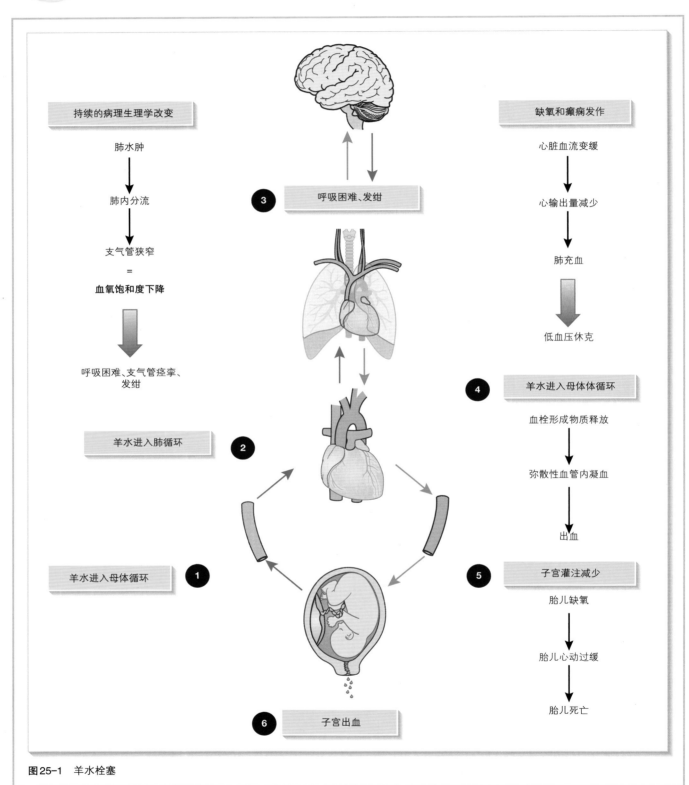

持续的病理生理学改变

肺水肿

肺内分流

支气管狭窄
=
血氧饱和度下降

呼吸困难、支气管痉挛、
发绀

缺氧和癫痫发作

心脏血流变缓

心输出量减少

肺充血

低血压休克

3 呼吸困难、发绀

4 羊水进入母体体循环

血栓形成物质释放

弥散性血管内凝血

出血

2 羊水进入肺循环

1 羊水进入母体循环

5 子宫灌注减少

胎儿缺氧

胎儿心动过缓

胎儿死亡

6 子宫出血

图25-1 羊水栓塞

羊水栓塞（Amniotic fluid embolism，AFE）是在分娩过程中或产后立即发生的致命产科急症，起病急，不可预防，而且无法预测。当羊水、胎儿细胞、毛发或其他碎片通过胎盘血窦或子宫、宫颈下段的小裂伤进入母亲的血液时，就会发生这种情况。关于AFE的发病机制，传统观点是羊水和/或胎儿碎片进入母体血液循环后导致了机械阻塞。然而，最近的研究表明，这些侵入性物质可能会引发机体的免疫反应。

背景

尽管这种疾病在20世纪20年代就被发现了，但直到1941年，病理学家Steiner和Lushbaugh在对围产期突发死亡的孕妇尸检时，才发现其肺循环中存在羊水和胎儿碎片，如头发、鳞状细胞等。最初母亲的衰竭被归因于肺血管栓塞，但在20世纪90年代的研究表明，免疫/过敏反应才是造成这一结果的原因（例如在免疫反应中，胎儿的异体抗原激活母体的炎症介质释放）。因此，AFE现在经常被称为"妊娠过敏样综合征"。

发病率

在英国，MBRRACE报告指出AFE的发生率约1/5万，是孕产妇死亡的第五大原因。死亡率为11%～60%，最近报道为16%～30%。这种死亡率的差别主要可能与病情的早期识别、复苏技术和重症监护设施改进有关。

诱因

虽然没有被证实的诱发或高风险因素，但目前公认以下因素与AFE的发病有关：

- 年龄＞35岁。
- 多产。
- 多胎妊娠。
- 胎死宫内。
- 羊膜内压力增高（如终止妊娠）。
- 羊水过多。
- 引产。
- 宫缩频繁或强直。
- 手术或器械助产。
- 羊水胎粪污染。
- 产妇过敏史。
- 绒毛膜羊膜炎。
- 子宫破裂。
- 前置胎盘/胎盘植入。
- 子痫。

病理生理学（图25-1）

随着胎膜破裂，AFE表现为两种病理生理学机制：循环衰竭和凝血功能障碍。

第一阶段：大多数死亡发生在这一阶段。

- 羊水和胎儿细胞进入母体循环。
- 激活母体产生炎症介质，发生过敏反应。
- 肺动脉血管痉挛。
- 肺动脉高压导致右心室压升高和缺氧。
- 心肌和肺毛细血管损伤。
- 左心衰竭。
- 急性呼吸窘迫综合征。

第二阶段：可能在第一阶段后30分钟至4小时出现。

- 左心室衰竭和肺水肿。
- 炎症介质引发弥散性血管内凝血（DIC）。
- 大量阴道出血，宫缩乏力。

症状和体征

必须记住，AFE是突然、迅速起病的。

- 突然呼吸困难和肺水肿。
- 氧饱和度突然下降。
- 发绀。
- 低血压和心脏衰竭。
- 出血。
- 焦虑、恶心、呕吐。
- 寒战和出汗。
- 心动过速，可能有心律失常。
- 癫痫发作。
- 昏迷。

处理

最好启动多学科团队共同完成救治，包括产科医师、麻醉师、血液科医生、新生儿科医生、助产士、护工。

- 早期识别并呼救。
- 快速复苏：
  - 血氧饱和度仪。
  - 监测脉搏、血压和呼吸。
  - 采取左侧卧位或子宫左牵。
  - 建立2条粗的静脉通路（每个肘前窝各1个）。
  - 留取血标本，包括血常规、肝肾功能、电解质、凝血、交叉配血。
  - 留置导尿，维持体液平衡。
  - 静脉快速补充晶体。
  - 根据原发性产后出血处理宫缩乏力。
  - 治疗弥散内血管内凝血（DIC）。
  - 完善胸部X摄片、心电图、核素肺通气/灌注（V/Q）扫描、超声心动图。
- 胎儿应在决定复苏后5分钟内或尽快分娩。
- 转运至重症监护病房，保持随时、持续记录。

（龚子元 译）

26. 弥散性血管内凝血

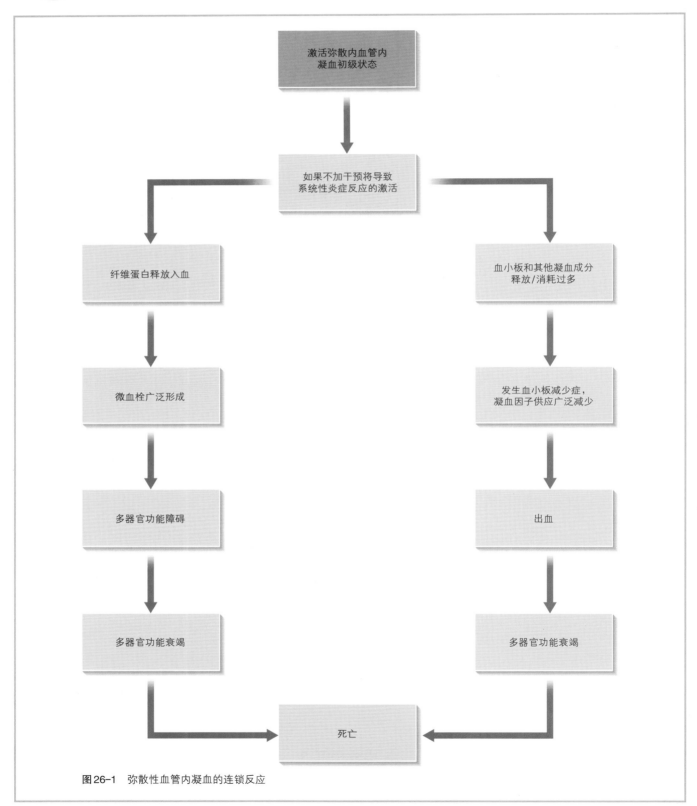

图 26-1 弥散性血管内凝血的连锁反应

激活弥散内血管内凝血初级状态

如果不加干预将导致系统性炎症反应的激活

纤维蛋白释放入血

血小板和其他凝血成分释放/消耗过多

微血栓广泛形成

发生血小板减少症，凝血因子供应广泛减少

多器官功能障碍

出血

多器官功能衰竭

多器官功能衰竭

死亡

弥散性血管内凝血（DIC）是一种影响约13%产妇的急性疾病。血管内发生异常凝血，导致体内凝血因子的过度消耗。这将导致出血部位的正常凝血机制失效。

病因学

DIC本身不是一种疾病，而是对另一种疾病发展的一种反应，常继发于其他疾病，例如先兆子痫、胎儿宫内死亡或产后出血。在这些疾病中，身体表现出全身炎症反应，并激活凝血链，最终导致促凝血物质释放到血液中。

病因

在孕妇中，导致DIC的原因包括：

- 羊水栓塞。
- 脓毒血症。
- 妊娠期急性脂肪肝。
- 宫内感染。
- 先兆子痫和子痫。
- HELLP综合征。
- 胎盘早剥。
- 产前、产时、产后出血。
- 胎死宫内。
- 妊娠物残留、胎盘组织因子的释放。
- 输血-溶血反应。

病理生理学（图26-1）

一旦发生了全身凝血机制激活，纤维蛋白的释放最终便会导致整个身体器官的微血栓形成。这将导致多器官功能障碍，最终甚至发生器官衰竭。大量出血可能导致凝血因子的减少。因此，产妇的发病率和死亡率将取决于血管内血栓形成的程度。

若DIC进展缓慢，通常会导致血栓栓塞，如深静脉血栓形成。然而，DIC通常发展迅速，导致多处微血管血栓形成和出血，如果不加以控制，将导致器官衰竭。

纤溶减少、凝血增加是DIC的一个初始特征，再加上抗凝血特性的减少，导致微血栓的级联反应，并导致组织和器官的缺血性损伤。因为微血栓消耗了体内储存的血小板和其他凝血因子，这使患者易发生血小板减少症。

DIC的体征和症状

- 存在与DIC相关的原发病。
- 静脉血栓栓塞表现的证据。
- 青紫。
- 瘀斑出血点。
- 持续出血。
- 心动过速。
- 低血压。
- 高热，起病快。
- 胸部疼痛。
- 呼吸困难。
- 头晕。
- 血尿（提示肾脏受累）。

临床诊断

- 纤维蛋白原降解产物（Fibrinogen degradation products，FDP）和D-二聚体水平升高。
- 低纤维蛋白血症。
- 血小板减少症。
- 凝血时间异常。
- 裂隙细胞-红细胞碎片的存在是血管内溶血的典型表现。

临床治疗

- 监测患者的生命体征，同时保持记录。
- 重症监护病房严密看护。
- 补液以纠正低血容量。
- 维持体液平衡，留置导尿并接上尿比重计。
- 存在出血时，予以吸氧治疗。

持续管理

DIC没有具体的治疗方法，因此准确识别病因至关重要。这可能包括用抗生素治疗脓毒血症，以及如果怀疑妊娠残留应促使其从子宫排出。对病因的有效治疗有可能使产妇的病情迅速好转。如果出现出血，以下措施至关重要：立即使用血小板浓缩物以逆转血小板的减少，输注新鲜冷冻血浆增加人体内的天然抗凝剂，运用冷沉淀以恢复凝血酶和凝血因子Ⅷ的水平。

在DIC逐渐发展的情况下，如出现深静脉血栓或肺栓塞，使用肝素治疗可能会有帮助。但在已经有出血证据或出血风险增加的情况下，肝素是没有帮助的——除非有死胎滞留且血清学显示凝血因子、血小板和纤维蛋白原水平恶化。在这种情况下，建议的治疗方法是持续几天的肝素治疗，以控制凝血因子的水平，然后促进胎儿分娩或残留妊娠组织的排出。

（龚子元　译）

胎膜早破

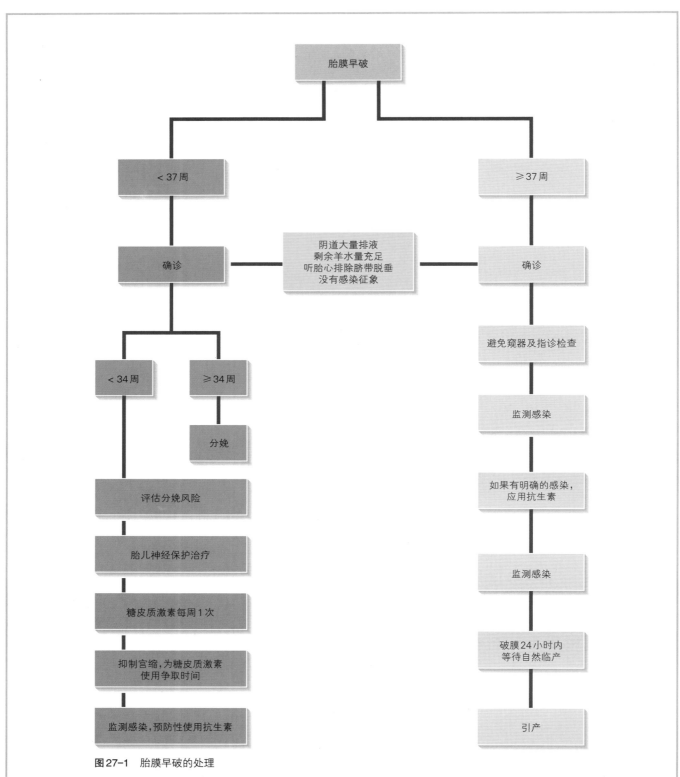

图27-1 胎膜早破的处理

生理学

临产前胎膜破裂可能与以下因素有关：胎膜张力过大（如羊水过多和双胎）；胎膜缺陷（如胶原蛋白减少）；胎膜薄弱（如子宫感染）。它也可能与外伤（如腹部外伤）引起的宫内压增加或胎儿损伤（如锋利的指甲）有关。

胎膜早破

胎膜早破是指足月或临近足月时，没有宫缩下的自发性胎膜破裂（Premature rupture of membranes，PROM）。大约8%的妊娠会发生这种情况。79%的患者在12小时内自然分娩，24小时后这一比例升至95%。

风险
- 产妇、胎儿和新生儿感染的风险增加。
- 与感染相关的新生儿脑瘫。
- 羊水过少。
- 胎盘早剥。
- 帆状胎盘、球拍状胎盘和胎盘滞留的风险增加。
- 剖宫产率增加。

诱因
- PROM史。
- 吸烟。
- 羊水过多。
- 多胎妊娠。
- 不良的饮食习惯和营养不良。
- 阴道、宫颈或子宫的感染。
- 宫颈手术或环扎术史。

处理（图27-1）
- 通过病史和胎心听诊确认胎膜早破并排除脐带脱垂。病史不确定者可进行窥器检查。严禁直肠指诊。
- 抗生素治疗仍有争议。虽然一些证据支持抗生素只有在确认产妇出现感染时使用，而不应作为常规/预防性治疗。但Saccone和Berghella 2015年的研究发现，当胎膜早破12小时内未自然临产时预防性使用抗生素，感染率会显著降低。
- 胎膜早破后24小时使用前列腺素或缩宫素引产。
- 当孕妇选择期待治疗时，应每4小时监测体温和阴道流液量。

未足月胎膜早破

约3%的孕妇在妊娠37周前发生胎膜自发性破裂，称为早产胎膜早破（Preterm premature rupture of membranes，PPROM）。根据发生时间，PPROM可进一步分为妊娠中期（＜24周）、早产期（24～34周）和近足月（34～37周）。

风险
- 上行感染：约1/3的病例发生绒毛膜羊膜炎、子宫内膜炎和脓毒血症（产妇或胎儿）。

- 脐带脱垂、受压伴胎儿缺氧/窒息：与胎位异常相关，发生率约1%。
- 先露异常和复合先露。
- 羊水不足和肺发育不全。
- 胎儿骨骼/姿势畸形——子宫内活动受限。
- 胎盘早剥——子宫迅速缩小。
- 胎儿死亡率升高——与早产和感染程度有关。
- 早产——50% 1周内分娩，75% 2周内分娩。
- 新生儿（早产儿）发病率升高——感染、黄疸、呼吸窘迫综合征、喂养问题、脑瘫、体温过低、脑室出血、坏死性结肠炎。
- 剖宫产率增加。
- 与住院相关的社会心理、经济影响和健康问题增加。

诱因
- 早产史。
- 黑人种族。
- 遗传因素。
- 社会经济地位低。
- 吸烟。
- 孕妇体重低和营养不良。
- 多胎妊娠。
- 宫颈锥切或环扎术史。
- 羊膜穿刺术。
- 妊娠期阴道出血。
- 感染。

处理
- 通过病史、窥器检查和阴道分泌物检查确诊PPROM并排除脐带脱垂，无须直肠指检。
- 经阴道超声测量宫颈长度，评估早产风险。
- 使用硫酸镁以保护胎儿神经系统。
- 期待治疗，延长孕周——除非感染风险高或胎儿存在风险。
- 监测感染指标：C反应蛋白（C-reactive protein，CRP）、白细胞计数和胎心监护。
- 胎儿监测：如果胎儿还未进入监测的孕周，可以暂不进行。
- 监测羊水、宫缩和有无腹部压痛。
- 孕龄＜34周时，建议使用糖皮质激素促胎肺成熟，每周重复一次。
- 运用宫缩抑制剂，为糖皮质激素的使用争取时间。对于不需要糖皮质激素促胎肺成熟时，抑制宫缩治疗并无益处。
- 妊娠≥34周，建议分娩。
- 家庭管理VS医院管理——胎儿可存活之前建议家庭管理，一旦胎儿进入可存活孕周，不建议家庭管理。
- 预防性使用抗生素可能延长孕周并降低发病率（但不降低死亡率）。

（龚子元 译）

早产临产和分娩

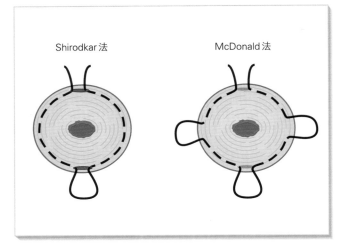

图 28-1 宫颈环扎术

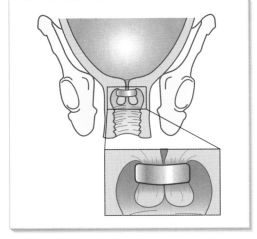

图 28-2 宫颈子宫托

框 28-1　宫缩抑制剂的常用剂量

硝苯地平
负荷剂量（口服）

- 4×10 mg　间隔 15 分钟
- 3×20 mg　间隔 20 分钟

维持剂量（口服）

10～20 mg　最多 4 次/天

框 28-2　糖皮质激素的常用剂量

- 倍他米松 11.4 mg 肌内注射，共 2 次，间隔 24 小时
- 地塞米松 6 mg 肌内注射，共 4 次，间隔 12 小时

框 28-3　硝苯地平禁忌证

硝苯地平禁用于：

- ≥34 周的分娩
- 胎膜早破
- 产前出血
- 可疑感染
- 胎儿危象

框 28-4　硫酸镁用于 ≤30 周早产的剂量

神经保护剂量

（胎儿死亡/残疾风险降低 30%）

负荷剂量（静脉）

- 4 g 大于 20～30 分钟

维持剂量（静脉）

- 1 g/h 直至分娩

早 产被定义为妊娠37周之前分娩,可以是选择性的(译者注:医源性,为保护母亲或胎儿的健康),也可以是自发性的。24周之前出生的胎儿理论上是不能存活的。虽然有胎儿在21^{+6}周存活的报告,但普遍的共识仍然是,胎儿在22^{+6}周之前存活是罕见的。此外,早产是全球新生儿死亡和致残的主要原因,其发病率和死亡率随着妊娠周数的减少而增加。最常见的疾病与早产儿远期神经或发育障碍有关。对可存活的胎儿进行积极的管理和支持是正常的做法,但对于那些处于生存边缘或更早的婴儿来说,在做出治疗决策时可能会有许多伦理困境需要考虑。

发病率

约12%的分娩为早产,其中66% ～ 75%的早产是自然发生的,25% ～ 33%的早产与医源性有关。

诱因

目前没有风险评分系统来预测早产的高风险人群。主要的风险因素是既往早产史。选择性早产时,最常见的母体原因是先兆子痫,最常见的胎儿原因是宫内生长受限。其他重要因素包括:

- 子宫张力过大(如多胎妊娠、羊水过多)。
- 产前出血(如孕早期和孕中期持续出血、胎盘早剥)。
- 吸烟和大量被动吸烟。
- 感染(如泌尿系或生殖道感染)。
- 早产胎膜早破(PPROM)。
- 子宫畸形(如双角子宫、纵隔子宫)。
- 胎盘损伤(如镰状细胞危象)。
- 宫颈机能不全、宫颈创伤(如锥切)。
- 低收入人群。

预测和诊断

妊娠37周前出现规律性宫缩并伴有宫颈缩短和宫口扩张可诊断为早产。可疑早产时,可用阴道拭子检测胎儿纤维连接蛋白(Fetal fibronectin, fFN)(24 ～ 36周)。虽然它对即将临产的阳性预测值很低(15% ～ 30%),但它有很高的阴性预测值(97%)。因此,当检测结果阴性时提示在未来7天内不会临产。

预防

- 戒烟。
- 超声监测宫颈管长度。
- 筛查感染、使用抗生素治疗。
- 告知孕妇和家属有早产迹象时与谁联系。
- 对于妊娠16 ～ 24周有早产、宫颈机能不全或宫颈缩短病史的女性,应考虑预防性宫颈环扎或应用阴道孕酮(图28-1)。
- 硅胶环,也就是宫颈子宫托,可以用来代替宫颈环扎术,作为一种侵入性较小的封闭宫颈的方法(图28-2)。

处理

- 协调多学科新生儿和产科团队,让孕妇及其伴侣参与决策。
- 确认早产:如未确定宫颈是否扩张(胎膜完整),可进行窥器检查及指诊;经阴道测量宫颈长度或fFN检查。
- 向孕妇解释早产风险和新生儿照护过程——若为医源性早产,孕妇有时间参观相关设施。
- 妊娠26 ～ 29^{+6}周的先兆早产,应进行保胎治疗并使用糖皮质激素(剂量和禁忌证见框28-1、框28-2和框28-3),以促进胎儿肺成熟和推迟分娩。
- 妊娠30 ～ 33^{+6}周,仅在确认早产、发生早产胎膜早破或计划择期分娩时使用糖皮质激素,以促进胎儿肺成熟。
- 如果7天后尚未分娩,应重复使用糖皮质激素。
- 妊娠24 ～ 29^{+6}周,预计在24小时内分娩,可考虑使用硫酸镁,以降低新生儿神经系统疾病发生风险(框28-4)。
- 监测感染征象:临床评估、C反应蛋白升高、白细胞计数升高和胎儿心动过速。如果发现感染或早产胎膜早破,应使用抗生素。
- 行胎心监护——通常在妊娠26周后。
- 确定是否存在阴道分娩禁忌。
- 如果新生儿健康,可延迟断脐(30秒至3分钟);如果新生儿需要复苏,则应在断脐前进行脐带挤压。

可能的结果和并发症

虽然利大于弊,但产前使用糖皮质激素与低出生体重儿的发生有关。在怀孕期间使用宫颈环扎术,可能增加剖宫产率。

早产与以下新生儿疾病风险增加有关:

- 死亡。
- 呼吸窘迫综合征。
- 脑室出血。
- 坏死性小肠结肠炎。
- 黄疸。
- 远期神经或发育障碍。

(龚子元　译)

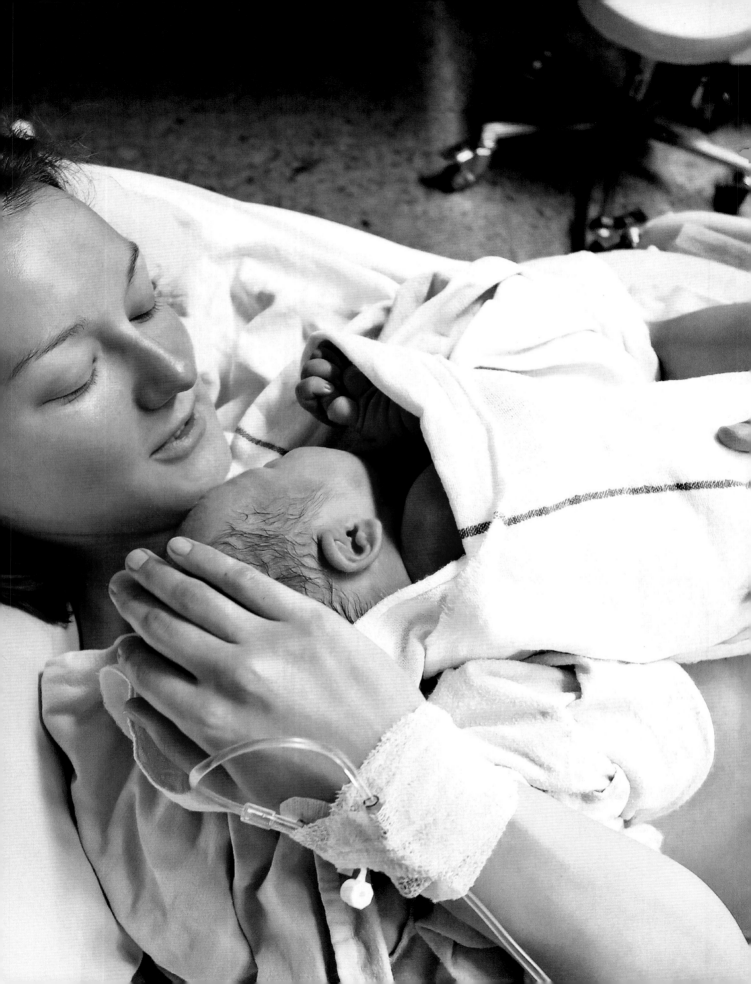

产科相关技能

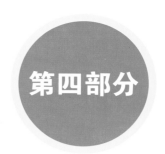

29. 产钳助产

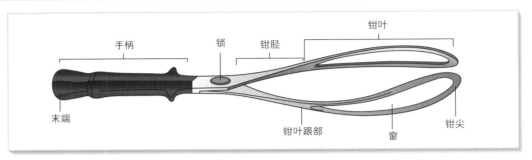

图 29-1 产钳示意图

框 29-1 除了宫口开全的其他例外情况（只能使用胎吸）

- 双胎中第二个胎儿
- 新生儿较小
- 要求胎儿紧急娩出
  孕产妇出血
  孕产妇耗竭
  严重胎儿缺氧
  新生儿窒息

框 29-2 须停止尝试操作的情况

- 无宫缩时
- 麻醉无效时
- 胎吸脱离 3 次（突然撤离）
- 连续超过 3 次牵引胎头下降或旋转无明显进展
- 真空吸引超过 15 分钟

框 29-3 可能出现的并发症

新生儿
- 颅内出血/少量血肿（胎头吸引较产钳更为常见）
- 面神经麻痹
- 继发于肩难产的臂丛神经损伤
- 面部留有产钳印记
- 面部或头皮撕裂伤
- 新生儿黄疸
- 视网膜出血

孕产妇
- 产后出血
- 创伤风险增加——宫颈、阴道和会阴 Ⅲ 度/Ⅳ 度裂伤
- 排尿困难和膀胱损伤
- 心理创伤

表 29-1 助产前的胎儿位置评估

位 置	描 述
出口位	胎头已经到达骨盆出口——不用分离阴道口就可见先露,且为枕前位
低位	胎头最大径线已通过坐骨棘,先露至少达坐骨棘下 3 cm 且头颅无产瘤或塑形
中位	胎头衔接——最大径线已通过骨盆入口,腹部触诊摸不到胎头,先露达坐骨棘,无产瘤或塑形;胎头最大径线未通过骨盆最小径线——可能需要剖宫产术
高位	胎头未衔接,先露在坐骨棘之上,不推荐助产

阴道助产的器械包括胎头真空吸引器和70多种产钳。这些器械能够用来对胎儿施加牵引从而促进并实现阴道分娩。

应用胎头吸引器时,将大小合适的吸盘(金属或塑料)置于胎头俯屈点(后囟前3 cm),杯罩边缘置于后囟上方。使用手或电动泵创造一个安全水平的负压,并在宫缩时进行牵引。应遵循沿骨盆轴线正确牵引的原则,顺应正常的分娩机转,使胎头自然转至枕前位(当需要时)。目前主张低位和出口胎头吸引术,真空的负压吸引是自限性的,可以安全使用。

应用产钳助产时(图29-1),将两个圆钝的产钳叶分别放入胎儿与骨盆之间,滑动到胎儿头的侧面,产钳柄的锁相互交和。当产钳位置合适时,矢状缝位于中线,后囟门在产钳柄上方一指宽,产钳叶跟部和胎儿头之间留出一指尖。产钳的头弯适合于胎儿头部,使其能够在分娩过程中顺应骶尾部曲线(这是对于旋转产钳来说是最小的)。手柄有一个突出的部分(肩部)来帮助握持,宫缩时指导产妇用力并进行牵引。

发生率

产钳助产的发生率在欧洲各地有所不同,从罗马尼亚的0.5%到爱尔兰的16.4%,平均为7.5%。在英国,发生率稳定在10%～13%。随着胎头吸引越来越受欢迎,产钳使用正在逐渐减少,这对剖宫产率产生了一定影响,因为如果产科医师不会使用产钳,胎头吸引失败后没有其他可选的手段帮助分娩。

适应证

只有在没有禁忌证的情况下才能使用产钳助产。如果第二产程延长或由于胎儿/产妇的原因需要加快分娩,便可以使用产钳助产。

- 产程无进展——第二产程延长。
- 胎儿因素——胎儿缺氧的证据,不可靠的胎心监护图形。
- 产妇合并内外科或产科疾病,例如心脏疾病、严重高血压、肿瘤、心理创伤、出血。
- 产妇力竭——例如第一和第二产程延长。
- 产妇无法配合用力,例如残疾、硬膜外麻醉。
- 臀位分娩后头出头。

禁忌证

- 未经过产妇的同意。
- 宫口未开全(框29-1)。
- 骨盆畸形-头盆不称。
- 严重的胎头变形或塑形。
- 无子宫收缩。
- 异常先露(臀位出头除外)。

- 胎儿出血情况。
- 先露过高,双顶径仍在坐骨棘上方(表29-1)。
- 早产可以使用产钳,因为可以保护胎儿头部,但34周前不能使用胎头吸引。
- 不能确定胎头位置和正确放置产钳。

助产方式选择

助产方式受到许多因素的影响,包括设备的可用性、产科因素和操作人员的培训(这对取得积极效果至关重要)。文献报道,产钳和金属胎吸比软的或手持的胎吸更容易促进阴道分娩。然而使用产钳后,产妇创伤、尿失禁和剖宫产率会增加,金属胎吸则会增加新生儿创伤、头皮损伤和头颅血肿的风险。因此,塑料杯胎吸是一种常见的选择。

处理

- 多学科的专业团队——人力充足,设备已完善。
- 确保适当的宫缩。
- 产钳或胎吸前签署知情同意书。
- 在整个过程中有同一助产士给予产妇心理支持。
- 区域阻滞麻醉(阴部和会阴)。
- 照明良好,取膀胱截石位。
- 消毒铺巾。
- 排空膀胱,移除尿管。
- 确认胎儿位置(表29-1)、先露位置、胎方位、胎头塑形,并根据需要进行阴道检查或超声检查。
- 确认胎膜破裂。
- 器械置入前涂抹润滑剂。
- 检查确认无异常母体组织并正确放置。
- 监测宫缩——通知产科医师指导产妇用力。
- 应用产钳或胎吸(快速负压形成,最长15分钟)。
- 保持胎头俯屈,沿骨盆轴线方向牵拉,牵引应配合子宫收缩和产妇用力。
- 3次牵拉后如无胎头下降或进展,胎吸3次脱落,或胎吸超过15分钟(框29-2),应停止操作。
- 会阴侧切术需要在有指征的情况下进行,可保护会阴,防止撕裂或延裂。
- 看到胎儿下颌后卸去产钳,正常接生。
- 管理第三产程——促进宫缩(根据需要使用缩宫素),减少产后出血。
- 检查宫颈、阴道、会阴及肛门,按要求缝合。
- 实时进行记录。
- 重新评估血栓栓塞的风险和镇痛需求。
- 观察产后排尿情况,如留置导尿管应至少12小时。
- 由产科医师重新回顾、讨论产钳指征和评估心理创伤。
- 全程监测并发症(框29-3)。

(孙晓彤　译)

30. 术前准备及转运

术前检查表

姓名	
病历号	
出生日期	
医生	
病房	日期

在适当的位置打钩

检查表	是	否
急诊		
亲属信息		
正确识别腕带		
所有初步评估		
所有X线检查		
签署同意书		
母语是英语吗？（如果不是，那么是什么？）		
移除所有首饰,戒指用胶带绑住		
卸除妆容/指甲油		
移除假牙		
助听器在位		
假肢/髋关节/膝关节/替代品/金属制品		
起搏器		
手术部位备皮/标记		
留置导尿		
导出尿液/导管通畅		
预防血栓的弹力袜		
感染的风险		
耐甲氧西林金黄色葡萄球菌		
其他		

血液	检查日期	基础生命体征	镰状细胞
血红蛋白	INR	血压	阳性
FBC（全血细胞计数）	APPT	脉搏	阴性
白细胞	葡萄糖	体温	无
血小板	血气	呼吸	
钠	血型	皮肤情况	其他
钾	交叉配血		
尿素	是/否		
肌酐			

糖尿病：是/否	BM标签	时间	浮动范围

过敏
禁食水时间
术前给药（特殊）

印刷名	名称
签名	日期

图30-1 术前检查表

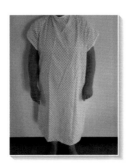

图30-2 病号服

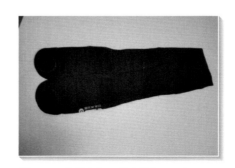

图30-3 抗栓塞加压弹力袜（TEDs）

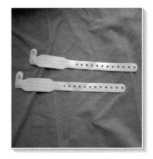

图30-4 识别腕带

将产妇转运到手术室的准备工作取决于手术原因，应根据是择期还是紧急手术来决定所需要的准备。助产士在对产妇及其分娩伴侣的支持方面起着关键作用。如果条件允许，从入院或决定手术直到转运至手术室，助产士最好一直陪伴在产妇身边。产科最常见的手术是子宫下段剖宫产术（Lower segment Caesarean section，LSCS），通过妇女腹部的切口使胎儿分娩。自始至终，应向妇女提供有证据支持的信息，以协助她做出与建议的治疗和护理有关的决策。同样，必须促进产妇、家属和看护者之间的良好沟通，同时考虑到产妇可能存在的任何心理、学习的需求或障碍。

术前准备（图30-1）

如果是择期的子宫下段剖宫产术，产妇在抵达产科病房时应受到热情接待。通常建议从手术前一天午夜开始禁食，但允许小口喝水直至手术前2小时。在进入产科病房之前，将进行血清学检查，包括：

- 全血细胞计数（Full blood count，FBC），通过血红蛋白来识别可能贫血的产妇。
- 交叉配血，特别是手术中出血风险增加的情况，例如前置胎盘的产妇。

入院

入院时，产妇应进行常规监测，包括：

- 体温。
- 脉搏。
- 血压。

产妇还需要将自己的衣服全部脱掉，并换上医院统一的病号服和抗栓塞加压弹力袜（TEDs）（图30-2和图30-3）。此外，产妇的手上会系一条识别腕带，注明她的名字、出生日期和病案号（图30-4）。所有的首饰都应该取下，如果无法取下（例如结婚戒指），则应该用胶带贴住，以防丢失。如果产妇有任何植入物，如义齿，需要与麻醉医师进行讨论，是否需要摘除。

如果这是一个择期手术，通常麻醉师在入院前已经与产妇讨论过麻醉方式。尽管如此，麻醉医师可能还会进行术前探视，以确保她对自己先前的决定感到满意。与全身麻醉相比，椎管内麻醉更为安全，可降低产妇和新生儿发病率。麻醉师会在产妇到达手术室后进行置管。

知情同意

产科医师将探视这位产妇，以征求她是否同意手术。只有在结合产妇意愿和文化背景，并向其充分解释手术的原因和可能伴随的风险，产妇知情同意后才能进行手术（NICE，2011）。必须记住，产妇有权利拒绝手术。倘若如此，助产士必须以公正的态度支持产妇的决定。

术前准备

助产士将通过回答产妇到达手术室后可能发生的问题来支持并帮助她。此外，术前准备还包含以下这些情况：

- 说明可能在场的人员：
  - 产科医师
  - 麻醉医师——确保麻醉剂充分发挥作用
  - 手术室人员——协助麻醉师
  - 器械护士和巡回护士
  - 负责处理新生儿的助产士
  - 必要时儿科医生协助处理新生儿
  - 产妇的伴侣——如果是椎管内麻醉
  - 助产专业学生或医学生——如果产妇同意
- 助产士将使用无菌技术对产妇进行导尿，以确保在整个手术过程中膀胱排空，防止损伤。
- 告知产妇手术台最初会倾斜，以防止产妇仰卧位时的低血压。
- 会阴部备皮可能在产妇刚入院时进行，也可能在手术前进行。
- 如果是臀位剖宫产，产科医师可能会触诊产妇的腹部，并使用超声检查胎儿，以确认其胎方位和先露。可在手术前立即进行胎头倒转术，将胎儿旋转至头位。
- 可在产妇入院前或手术前进行术前药物的使用。这包括术前使用抗生素或减少胃酸的药物（例如术前一晚和术晨口服150 mg雷尼替丁）。在紧急情况下，可以在手术前30分钟静脉注射50 mg雷尼替丁。

如果是紧急剖宫产术，将执行上述所有操作，但通常没有足够的时间以放松和悠闲的方式进行术前准备。从决定手术到实施手术，时间至关重要。因此，这对于产妇，以及她的伴侣和看护者来说，可能会带来更大的心理压力。

（刘宬博 译）

31. 洗手助产士 / 护士的角色

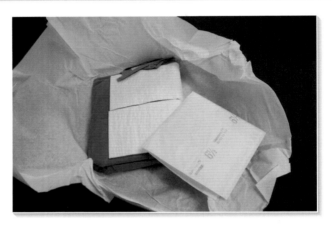

图 31-1　无菌手术服包

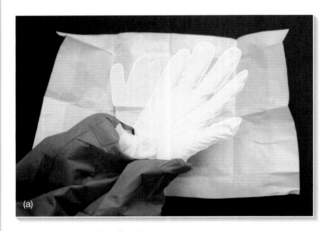

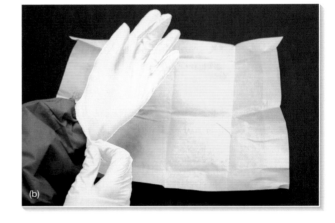

图 31-2　（a,b）戴无菌手套

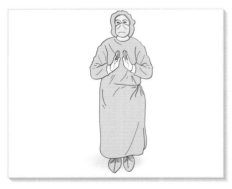

图 31-3　准备进入手术间

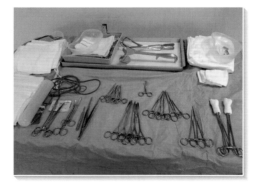

图 31-4　手术器械摆放

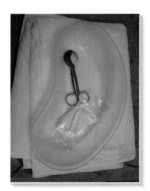

图 31-5　脐带夹、剪刀和无菌毛巾

近年来,在助产人员短缺的地方,关于产科手术室的人员配备问题以及助产士担任器械或洗手护士适宜性问题,一直存在争议。许多人认为,助产士的主要职责是对产妇负责,其次是婴儿,而担任器械或洗手护士并不是助产士的职责所在。然而,有专家则认为,"与产妇在一起"的理念包含助产士承担洗手护士的职责,从而使助产士能够在整个分娩期间支持产妇,成为产妇身体的代言人。助产士在手术室承担器械护士或洗手护士工作之前,必须具备相应的能力和资质。

术前准备

- 在手术前,尽可能安排孕妇及其丈夫与协助产科医师的助产士见面,这是非常有益的。助产士应自我介绍并解释其在手术过程中的作用。有一点很重要,那就是要让孕妇及其丈夫知道,手术中助产士会穿手术衣,戴手术帽,可能不易被立即认出。
- 洗手助产士/护士将戴帽子、口罩(必要时戴整体式的面屏以保护眼睛)和/或护目镜进入手术室。与巡回人员对任何术中可能需要的特殊物品或器械进行沟通。巡回人员可以是助产士、护士或接受过围术期技能培训的辅助人员。
- 根据当地政府的政策,洗手助产士/护士在上台之前,进行洗手、穿无菌手术衣、戴无菌乳胶手套(图31-1、图31-2和图31-3)。
- 洗手助产士/护士在完成上述步骤后,进入准备间,在巡回人员的协助下,有序地摆放器械,整理手术台(图31-4)。
- 所有器械均由洗手助产士/护士和巡回人员进行清点和核对,并记录在手术器械清点记录单上。
- 对所有纱布进行清点、核对和记录。
- 对任何锐器(注射器的针头或缝针)进行清点、核对和记录。
- 凡要使用的冲洗液,洗手助产士/护士和巡回人员核对冲洗液的名称和有效期后,倒入无菌容器中。

一旦孕妇的麻醉达到令手术医生和麻醉医师满意的效果,洗手助产士/护士便进入手术室,站在手术台和主刀医生旁。

术中责任

- 洗手助产士/护士的主要职责是在整个手术过程中,对所有器械、纱布、锐器和其他物品做到心中有数,包括从无菌操作区域取出并放置于无菌区域外的器械(例如,处理新生儿的助产士使用脐带夹后,用来剪断脐带的脐带剪)。
- 洗手助产士/护士在整个手术过程中,严格执行无菌操作。
- 消毒皮肤、铺无菌单,由产科医师和助手完成。
- 在整个手术过程中,洗手助产士/护士时刻保持警惕,预测产科医师的需求,准确无误地传递器械、纱布、刀和缝线。
- 洗手助产士/护士将一条无菌垫巾递给准备迎接新生儿的助产士(图31-5)。
- 胎盘娩出后,洗手助产士/护士将胎盘和胎膜放在容器中,递给处理新生儿的助产士,检查胎盘、胎膜的完整性。随后将检查结果告知洗手助产士/护士,由洗手助产士/护士再告知产科医师(译者注:目前国内部分医院由主刀医生术中检查胎盘胎膜的完整性)。
- 在产科医师关闭腹膜之前,洗手助产士/护士和巡回人员进行第一次的器械、刀片、缝线和纱布的清点。在关闭腹部之后,再次进行器械、刀片、缝线和纱布的清点,向产科医师确认所有物品均已清点完毕,并记录在手术清点记录单中。

术后责任

- 洗手助产士/护士将所有器械移至清洗区进行整理和包装,然后将其转移至中央供应中心进行清洁、重新包装和高压灭菌。洗手助产士/护士在所有器械离开手术间时,需签署特定清单,确保所有器械均送出。
- 手术完成后,完善术后记录,确保所有器械、纱布、刀片和缝线均无缺失。
- 洗手助产士/护士手术后应尽快回到产妇和陪伴者身边,告知其手术已顺利完成,表达对产妇的关心和照顾,并分享新生儿到来的喜悦。
- 在不同的机构中,洗手助产士/护士的术后职责不同,因此,洗手助产士/护士需熟知各自术后护理的内容。

(刘虹　译)

32. 手术室中新生儿处理

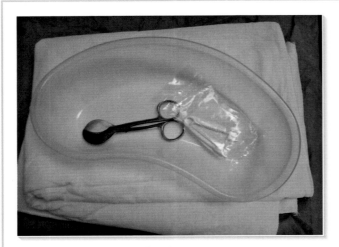

图32-1 脐带夹、剪刀和无菌毛巾

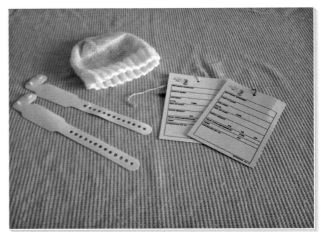

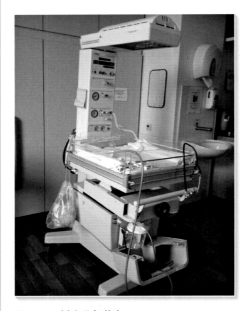

图32-3 新生儿复苏台

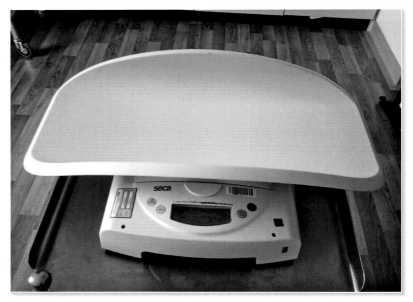

图32-4 婴儿秤

在手术室出生的新生儿,是指经选择性或紧急剖宫产娩出,或经器械助产娩出的。这些新生儿通常由助产士处理。在这种分娩情况下,助产士的责任是在新生儿出生后的最初几分钟内支持、监测和护理新生儿。

分娩前的准备工作

- 在手术前,尽可能安排产妇及其丈夫与术中处理新生儿的助产士见面,这是非常有益的。助产士应自我介绍,并讲解新生儿在手术室出生后可能出现的情况。有一点很重要,那就是要让产妇及其丈夫知道,手术中助产士会穿手术服、戴手术帽,可能不易被立即认出。在术前沟通的时候应询问这位产妇决定如何喂养她的孩子。
- 回顾产妇的病史以评估新生儿的潜在风险。
- 助产士检查手术室里可能需要的所有设备,包括新生儿辐射保暖台(复苏台)。新生儿辐射保暖台应在新生儿出生前打开,以便于助产士更好地观察情况,并为新生儿提供一个温暖的平台。
- 准备好出生后需要完成的文件以及新生儿的2个身份识别(ID)标签。
- 如果预计可能要留取胎儿血液标本(从胎盘取样),特别是因为胎儿状况恶化而可能需要留取标本时,应准备好合适的注射器、针头和样品瓶。在手术室准备好产妇的标签,反复核对后再贴上。
- 应在手术室外的恢复区准备好新生儿床、尿布和衣服。环境应该保持温暖。
- 如果对新生儿的状况有质疑,应提醒新生儿专家注意(NICE,2011)。
- 当助产士确认一切准备就绪时,可以戴上手术帽来遮住头发——按当地政策执行。进入手术室前,应洗手并擦干、穿上无菌手术衣、戴上手套。

产时责任

- 助产士必须在整个过程中保持警惕,随时准备迎接新生儿。
- 洗手助产士/护士会将1条无菌垫巾、脐带夹和剪刀一起递给处理新生儿的助产士,以便在合适的时候断脐(图32-1)。
- 当医生把新生儿从产妇子宫取出时,应立即记录出生时间和性别,将脐带夹住并剪断。然后医生将新生儿交给等待的助产士。
- 如果新生儿状况良好,助产士将把新生儿抱到产妇身旁(如果产妇意识清醒且感到舒适),让新生儿与产妇的上腹部和胸部进行皮肤接触,同时给新生儿盖上毯子、戴上帽子以保持体温(NICE,2011)。
- 在新生儿身上固定2个ID标签——通常是系在两个脚踝上,并与产妇的标签核对,同时由产妇本人验证(图32-2)。
- 一般来说,胎盘和胎膜也会交给助产士。助产士将其放置在合适的容器中,检查其完整性,然后将检查结果告知助手。

- 如果新生儿在出生后需要支持或帮助,助产士将会通知新生儿专科医生,同时将新生儿移至新生儿辐射保暖台(复苏台),尽可能保证产妇能够一直看见新生儿(图32-3)。新生儿医生到达时,助产士应告知产妇的妊娠情况、存在问题以及手术的原因。助产士还要确保通知到新生儿特护病房(Special care baby unit, SCBU)或新生儿重症监护病房(Neonatal intensive care unit, NICU)。
- 助产士将按流程开始复苏,并确保有人告知产妇夫妇医护人员正在为他们的孩子做什么(见4. 新生儿复苏)。
- 可以从胎盘的脐带血管中抽血来检测胎儿的血气。

新生儿和产妇不能一起进入恢复室的标准

- 产妇的情况不稳定。
- 新生儿的情况需要特殊照护。
- 助产士不能留在产妇和新生儿身边。
- 因为已知的社会原因(例如出生即被收养),将新生儿从产妇身边带走。

产后处理

- 手术完成后,如果新生儿需要被转运到SCBU或NICU,通常助产士会在产妇丈夫或家属的陪同下,将新生儿从辐射保暖台或新生儿床上短距离转移至SCBU或NICU。
- 如果新生儿状况良好,产妇可以继续与新生儿进行皮肤接触,直到产妇被转移到恢复区。此时,新生儿应该被包裹起来,交给产妇的丈夫或其他家属,同时将产妇转移到她的病床上。然后,把新生儿送回产妇身边,一起从手术室转移到恢复区。
- 一旦进入恢复区,在助产士准备新生儿的出生文件时,新生儿便可以恢复和母亲的皮肤接触。新生儿的出生文件除了出生证明以外,可能还包括新生儿出生时和出生后的观察记录。
- 助产士将对新生儿进行初步检查,并剪断脐带,然后用脐带夹夹闭。
- 在适当时候,经父母同意,可对新生儿进行称重和测量(图32-4),并给予注射维生素K。
- 当新生儿和产妇都准备好时,助产士可以帮助她们开始母乳喂养(NICE,2011)。
- 如果曾使用新生儿辐射保暖台,助产士可能需要返回手术室清洁和存放辐射保暖台。
- 一旦产妇的情况稳定,可能会要求助产士陪同产妇和新生儿到产后病房。助产士应将标准化沟通(Situation, Background, Assessment Recommendation, SBAR)图表交给病房照护人员,以便于工作人员之间进行良好沟通。

(晁爽 译)

33. 手术后的即时护理

液体平衡表

住院号：
姓名：

日期	以毫升表示所有液体的性质与体积							
	入量			出量				
时间	口服	静脉/皮下	其他	尿	呕吐/吸引	引流		其他
						详细列举（性状）	详细列举（量）	
01：00								
02：00								
03：00								
04：00								
05：00								
06：00								
07：00								
08：00								
09：00								
10：00								
11：00								
12：00								
13：00								
14：00								
15：00								
16：00								
17：00								
18：00								
19：00								
20：00								
21：00								
22：00								
23：00								
24：00								
总入量：	mL			总出量：		mL		

液体平衡（入量减去出量）：　　mL

图33-1　液体平衡表

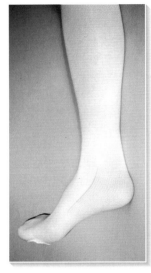

图33-2　抗栓塞加压弹力袜

导尿管置入表格与持续护理方案
注：每根导管一页。如果导管被重置，开始新的评估和监测表格

姓名
出生日期
住院号

区域/部门： 置管日期/时间： 置管者： （打印名字并签名） 尿道：　耻骨上：　其它： 导管型号： 预期拔管日期： 实际拔管日期： 过敏：	**置管原因** 尿潴留 尿量测定 术前引流 膀胱冲洗 **导管类型** 乳胶短期型最长4周 PTFE涂层短期型最长4周 硅涂层长期型最长12周 水凝胶涂层长期型最长12周	**置管清单** 口头/书面同意 监护人陪同 保持手卫生并系上围裙 准备器械（无菌技术） 戴无菌手套 用0.9%生理盐水清洗尿道口 使用无菌润滑凝胶 再戴一副无菌手套 非接触技术插入导管 球囊注入　　mL 连接尿袋并贴上标签（开始日期） 剩余	留置导尿后首次 尿液分析结果 可追溯性标签

请在空格中填上是或否以及在医疗记录中注明操作的地方

病房 ____	是否需继续置管 （每日审查）	导管口部位用肥皂和水清洁（每天导管部位卫生）	确保引流袋位于膀胱下方并远离地板（每时每刻）	是否更换引流袋 （引流袋7天更换一次）	有无感染迹象〔尿色浑浊、发热、尿检阳性（尿常规异常）〕（如果是送CSU）	取尿样（CSU）送检验科（从指定的封闭无针端口）	姓名和签名
时间							
时间							
时间							
时间							
时间							
时间							
时间							

图33-3　导尿管护理记录

剖宫产产妇的术后即时护理,对助产士/护士而言,最重要的是确保环境安全且能够进行个性化管理。产妇及新生儿术后会从手术室转运至恢复区,再过渡至病房。在转运过程中,如果产妇状况良好,可以让产妇将新生儿抱在怀中或者进行母婴肌肤接触。但是,如果产妇身体不适或对抱新生儿没有信心,可以将新生儿放在婴儿床中转运至恢复区。

恢复区必须准备好产妇可能需要的所有仪器和文件,包括紧急复苏可能需要的物品。在恢复区的过渡时间取决于剖宫产手术的麻醉类型、产妇术后自主呼吸以及与护理人员沟通交流能力的恢复情况。

术后护理

- 产妇被送到恢复区后,恢复区的助产士/护士向产妇介绍自己。
- 在手术室负责该产妇护理工作的助产士/护士应与恢复区的助产士/护士进行全面交接。可使用类似SBAR图表的工具来确保接收的助产士/护士全面了解已进行的工作,为什么需要这些处理,该产妇康复的情况如何,以及后续还需要做些什么(见37. 孕产妇病情恶化的识别)。包括:
  - 产妇姓名
  - 相关医疗/既往手术史
  - 已进行的医疗措施,包括手术期或围术期发生的意外事件
  - 过敏史,尤其是药物过敏史
  - 术中已输注或术后可能需要输注的所有药物(包括液体)
  - 所有与产妇护理相关的术后指导
- 进入恢复区后,应进行全面查体及观察,并记录在修订后的产科早期预警系统(MEOWS)图表中。包括:
  - 呼吸频率
  - 血压
  - 心率
  - 疼痛评分
  - 与麻醉或镇痛相关的意识水平/神经系统评分
  - 氧饱和度(如术后需要吸氧的产妇)

根据医院政策和建议,产妇在恢复区进行定期观察。一般来说,最初每15分钟观察1次。随着产妇状况的改善,可逐渐延长观察时间间隔。如果有任何指标偏离MEOWS表上的标准,无论是异常观察结果还是出现过多的红色参数,都建议将产妇转诊至产科团队。

- 助产士/护士监测产妇的尿量,记录在液体平衡表上(图33-1)。确保导尿管在正常位置,尿液能通畅地流入尿袋,且妥善固定尿袋以防止不必要的牵拉。
- 定期检查引流袋的阀门,引流液的量需详细记录于液体平衡表上。
- 检查产妇伤口有无渗血、渗液以及敷料的完整性,并记录到MEOWS图表中。
- 检查产妇恶露的量、颜色和性状(例如是否有血凝块)。这些都将被记录在MEOWS图表中。在观察恶露的同时,轻轻按摩产妇的宫底,以确认子宫收缩良好。
- 进行静脉血栓栓塞的风险评估,确保产妇穿戴抗栓塞加压弹力袜(TEDS)(NICE,2011)(图33-2)。同时,可使用低分子肝素制剂(如克赛)开始进行预防性抗凝治疗。
- 只要产妇自觉症状可,在感到饥饿和口渴时可以立即进食和饮水(NICE,2011)。
- 应始终及时记录护理文书,包括:
  - MEOWS图。
  - 液体平衡表。
  - 处方表,包括所有药物和输液治疗。
  - 护理记录(例如静脉插管、导尿管护理等)(图33-3)。
  - 产后护理记录单必须及时更新。
- 剖宫产手术行区域阻滞麻醉后,产妇可采用坐卧位以保证术后舒适感。
- 建议新生儿在出生后尽早进行皮肤接触。只要产妇准备好并有此意愿,在分娩后的第一个小时内,照顾产妇(和婴儿)的助产士/护士就应该支持和鼓励产妇采用自己选择的方法喂养新生儿。
- 当产妇感到疼痛时,应给予镇痛。可以是产妇自控的镇痛泵,或者早期肌肉注射给药。同样,应按照处方表的详细说明及时给予所有的处方药(NICE,2011)。
- 术后应尽快给产妇提供充分沟通的机会(关于已完成和正在进行的护理)。

(刘虹 译)

电子胎心监护—存在可疑或病理因素时的监测

表34-1　胎心监护判读

描　述	显　著　特　征		
	基线心率	基线变异	减　速
正常（可靠）图形 同时具备三个可靠特征 😊	110～160次/分钟	5～25次/分钟	• 无减速或早期减速 • 无相关特征的变异减速，如持续≥60秒 • 无"肩峰" • 宫缩时变异减少
可疑（不确定）图形 一个不可靠 和 两个可靠的特征 😐	100～109次/分钟 或 161～180次/分钟	≤5次/分钟，持续30～50分钟 或 ≥25次/分钟，持续15～25分钟	监护≥90分钟，无相关特征的变异减速 或 监护≥30分钟，≤50%的宫缩后出现具有任何相关特征的变异减速 或 监护≤30分钟，≥50%的宫缩后出现具有任何相关特征的变异减速 或 监护≤30分钟，≥50%的宫缩后出现晚期减速，不伴有母体或胎儿危险因素，如阴道出血或显著胎粪污染
病理（异常）图形 一个异常 或 两个不可靠的特征 ☹	≤100次/分钟 或 ≥160次/分钟 或 正弦波型≥10分钟	≤5次/分钟，持续90分钟	监护30分钟，≥50%的宫缩后出现具有任何相关特征的变异减速（或<50%的宫缩后出现且伴有任何母亲或胎儿危险因素，如阴道出血或显著胎粪污染） 或 监护30分钟，出现频发晚期减速（或<50%的宫缩后出现且伴有任何母亲或胎儿危险因素，如阴道出血或显著胎粪污染） 或 急性心动过缓，或延长减速≥3分钟

胎儿心率存在加速，即使在基线变异减少的情况下，通常也是胎儿健康的迹象。同样，在正常CTG图形中缺乏加速，并不表明胎儿酸中毒（NICE，2017b）。

连续的胎儿电子监护是通过胎心监护（Cardiotocography，CTG）实现的，在CTG期间，通过连接到孕妇腹部的传感器或夹在胎儿头皮上的电极听诊胎心率。此外，另一个单独的传感器会连接到孕妇的腹部记录子宫收缩。因此，同时评估胎心率和子宫收缩，并绘制图形，使助产士/医生能够通过心率和图形的变化来解释胎儿对子宫收缩的反应。

连续CTG监测的指征

推荐以下情况可用连续胎心监护（NICE，2014）：

- 胎粪污染羊水，定义为含有颗粒性胎粪的深绿色羊水。
- 胎心率异常。
- 孕妇发热。
- 孕妇心动过速。
- 孕妇高血压。
- 阴道出血呈鲜红色。
- 子宫迟缓不好。
- 第一或第二产程延长。
- 可疑绒毛膜羊膜炎。
- 多胎妊娠。
- 臀位。
- 缩宫素引产或催产过程中。
- 胎儿宫内生长受限。
- 剖宫产史。

影响CTG监测的危险因素

- 对监测结果的误判，可能会导致对当时情况的反应延迟，采取不适当的处理或滥用缩宫素治疗。
- CTG设备故障。
- 监护探头位置不佳。
- 资料和记录保存不佳。
- 人员配备不足。
- 对工作人员培训和知识更新不足。

可疑或病理CTG图形的定义

可疑（不确定）图形和病理（异常）图形的诊断取决于是否存在可靠、不可靠和异常的显著特征。这些包括基线心率、基线变异以及胎心减速的表现和特征（见表34-1）。

在评价CTG图形时，建议采用系统的方法，因此有人倾向于使用"口诀"作为备忘录，以确保对图形的所有方面进行审查和评估。

- 可疑（不确定）的CTG：可疑的胎心监护会表现出一

个不可靠的特征和两个可靠的特征。
- 病理性（异常）的CTG：病理性（异常）胎心监护包括一个异常或两个不可靠的特征。

处理

可疑（不确定）的CTG图形

- 通知资深助产士和产科医师。
- 向产妇及其分娩陪伴者交待病情。
- 开始静脉输液纠正任何潜在的低血压。
- 对于子宫过度刺激，考虑减少/停止缩宫素或使用缓解宫缩的药物（如输注特布他林）。
- 对孕妇进行一系列观察。
- 考虑提供保守措施，从最可能的原因出发进行处理，例如鼓励女性改变姿势——非仰卧位。
- 结合整个临床情况评价CTG结果，并制定计划。

病理性（异常）的CTG图形

- 立即寻求资深产科医师和资深助产士进行复审。
- 向孕妇及其分娩陪伴者交待病情。
- 开始保守措施（例如纠正潜在的低血压和/或子宫过度刺激）。
- 排除紧急情况（如胎盘早剥、脐带脱垂）。
- 考虑手指刺激胎儿头皮作为处理病理性CTG的临时方法。如果胎儿头皮刺激不能诱发和增加胎心率，应考虑胎儿血液取样。
- 考虑尽快娩出胎儿。

严重的心动过缓（或延长减速超过3分钟）

- 需要产科医师紧急援助。
- 向孕妇及其分娩陪伴者交待病情。
- 应制定紧急分娩计划，特别在怀疑发生突发的急性事件时。
- 纠正任何潜在的低血压和/或子宫过度刺激。
- 采取一种或多种保守措施，如改变孕妇的姿势，必要时补液。
- 如果在急性发作后9分钟内胎儿心率仍未恢复，应与孕妇协商决定加速分娩。
- 不应仅凭CTG监测的结果就对临产孕产妇的护理作出决定，孕妇的健康状况、胎动、阴道出血、羊水粪染、宫缩情况、孕妇用药等也应考虑在内。

（李琦　译）

35. 胎儿头皮电极

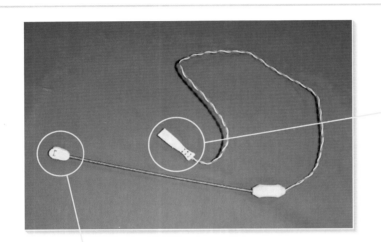

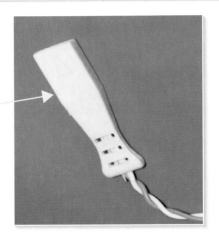

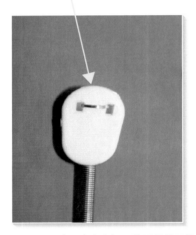

图35-1　胎儿头皮电极及其零件的图像

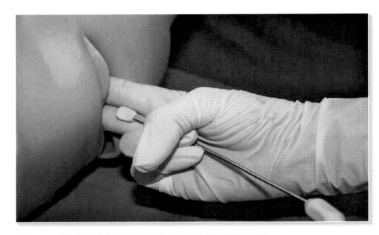

图35-2　胎儿头皮电极沿着手指滑动,电极面朝向手指

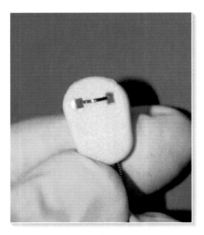

图35-3　电极头部完全闭合

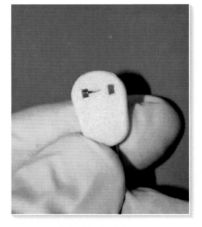

图35-4　电极头部部分打开

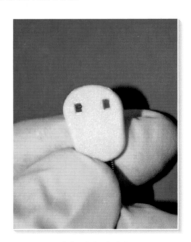

图35-5　电极头部完全打开

最常见的是在分娩期间使用皮纳德听诊器或多普勒设备间歇听诊胎心。当需要持续监测时，可使用置于孕妇腹部胎儿心脏部位上方最佳位置的外部传感器来避免侵入性操作，即为电子胎心监护（Electrocardiotocography，ECTG），它记录了检测到的胎儿心率的平均值。另一种可选择的是在阴道检查期间在胎儿头皮上使用电极片，这项检查会在22%的分娩人群中使用。

胎儿头皮电极（Fetal scalp electrode，FSE）（图35-1）是指使用单导联心电（ECG）监测实际的胎儿心率和电活动。使用夹子或螺钉技术将电极固定在胎儿头皮上，也可以贴附在臀先露上。在图形既不是明显正常也不是明显异常的情况下，解释所记录的结果是困难的，缺氧的错误诊断可能会导致不必要的手术分娩，但未识别出的缺氧将导致胎儿发病率增加。因此，至关重要的是，需要由经验丰富的医生结合孕妇的全部病史对每一处图形进行个体化考量和处理。

高危因素

高危妊娠以及胎儿缺氧风险高的孕妇更可能需要持续监测。美国的一项研究发现，FSE更常见于：

- 初次妊娠34周以后。
- 年轻女性。
- 种族。
- 体重指数增高。
- 吸烟者。
- 内科并发症——糖尿病、高血压、心脏/肾脏疾病。
- 阴道手术助产或剖宫产分娩。

适应证

FSE仅适用于通过非接触或间歇接触的ECTG腹部听诊令人质疑，需要持续监测（胎儿缺氧风险较高）时。FSE更有可能用于：

- 胎儿心律失常。
- 胎动增加。
- 多胎妊娠。
- 产程延长。
- 分娩研究。
- 肥胖女性。

禁忌证

FSE应用是一种侵入性操作，只有在完全确定分娩的情况下才能进行。以下情况是禁忌：

- 孕妇拒绝此操作。
- 分娩不能确定。
- 试图停止分娩。
- 有阴道检查禁忌。
- 有人工破膜禁忌。
- 先露高。
- 宫颈闭合或轻度扩张。
- 计划进行选择性剖宫产。

- 交叉感染风险增加（溶血性乙型链球菌、疱疹、肝炎、HIV）。
- 存在胎儿凝血问题。
- <34周的早产。
- 可疑胎儿死亡。

处理

- 解释适应证和步骤（包括胎心声调的不同），确认没有禁忌证，并获得知情同意。
- 在开始之前，检查设备并确定孕妇体位。
- 用导电凝胶将传感器固定在大腿内侧。
- 自始至终保持无菌操作，并在宫缩间歇进行。
- 进行阴道检查，确认宫颈充分扩张，头或臀先露达（或低于）坐骨棘水平。
- 如果胎膜完整行人工破膜术。
- 确保电极不会夹住阴道壁，将电极夹朝向手指或覆盖螺旋连接器（图35-2）。
- 将电极固定在胎儿头皮上（确保不在面部、骨缝或囟门上）——用食指抵住电极夹。
- 将电极夹向头部旋转并使其弹回，或沿螺旋方向（顺时针方向）旋转，直到牢牢固定（图35-3、图35-4和图35-5）。
- 确认电极没有夹到宫颈或阴道组织。
- 轻轻牵拉以检查电极。
- 助手将电线连接到传感器上，确保从阴道取出手之前传感器工作正常。
- 保持产妇舒适。
- 记录适应证、步骤和设备以及在ECG上记录FSE开始时间。

拆卸

必须在分娩前拆卸，如需要剖宫产，则应在转运往手术室时取下。操作过程同上所述，将电极头牢牢握住，同时将针向头部旋转，以确保它不会挫伤或撕裂头皮。拆卸后检查电极是否完整。检查新生儿头皮是否有损伤痕迹，必要时清洁头皮并涂抹消毒剂。将电极放置在锐器盒中，并记录步骤。

可能的转归和并发症

- 电极可能移位，需要复位或记录孕妇心率。
- 胎儿头皮挫伤（导致黄疸）、脓肿、结痂或坏死。
- 操作者意外针刺伤。
- 孕妇感染——不仅仅由FSE引起。
- 胎儿血液取样和手术分娩减少。
- 电极可能会断裂，留一部分在胎儿头皮上。
- 胎头吸引术的损伤增加。
- 没有证据表明FSE的常规使用，包括ECG波形分析，可以改善胎儿结局。

（李琦　译）

36. 胎儿血液采样

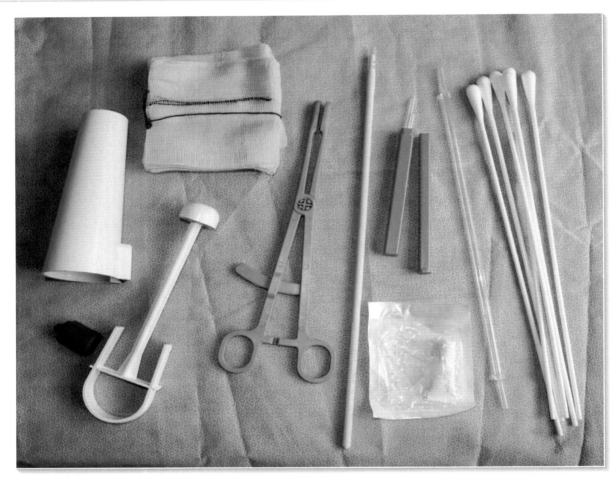

图 36-1 FBS 所需物品

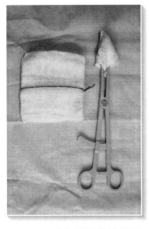

图 36-2 准备用于清洁的医用纱布

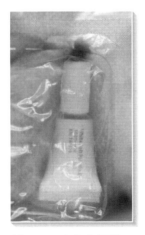

图 36-3 白色软石蜡—有助于形成血滴

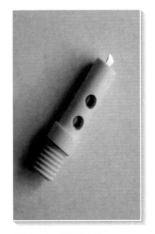

图 36-4 FBS 刀片

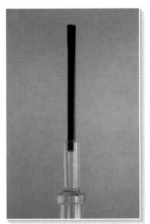

图 36-5 充满血的玻璃毛细管

<big>**在**</big>产程中监测胎心是一项常规操作,用于监测胎儿应对宫缩期间氧合降低的反应。但应该记住,轻度缺氧和轻微代谢性酸中毒(在没有其他问题的情况下)是胎儿正常的适应过程。当间歇性听诊显示胎心有问题时,或当确认为高危妊娠时,初步筛查通常是使用电子胎心监护(ECTG)进行持续的胎心监护。记录胎心和宫缩是一种有用的筛查手段——出现加速令人放心;出现晚期减速、变异性减速、基线下降或正弦波心律则令人担心。虽然它在预测胎儿是否健康方面是准确的,但在预测胎儿病理方面就不那么准确了,有很高的假阳性率,会增加不必要的手术分娩率。

当胎心监护出现令人担心的异常情况时,处理可能需要升级到筛查胎儿毛细血管血液pH值或乳酸水平。这是因为胎儿酸中毒时pH值降低,当氧合减少时乳酸水平会升高。尽管如此,胎儿血液采样(Fetal blood sampling,FBS)并不是诊断胎儿缺氧的可靠方法——它并不能降低剖宫产率,对于非缺氧状态也常常出现误判。这不是金标准测试,但将继续使用,直到被更好的诊断检验取代。

适应证

使用FBS是为胎儿是否适合继续阴道分娩获取更多的信息。这种筛查手段可以帮助医生进行决策:是否允许继续分娩,还是升级处理或加快分娩。通常,它将被使用于以下情况:

- 胎心监护存在令人不放心/可疑的情况。
- 用来支持延迟手术分娩的决定。
- 用来支持加快分娩的决定。
- 在剖宫产前确认必要性。

注:剖宫产时也可以从胎盘样本中取FBS,以准确反应胎儿情况。

禁忌证

最重要的禁忌证是存在胎儿危险——如果已知胎儿有危险,则应立即分娩,没有时间进行FBS。其他禁忌证包括:

- 胎儿有交叉感染风险(HIV、肝炎、单纯疱疹),如果病毒载量阴性,则不太可能感染HIV(英国艾滋病毒协会,2014)。
- 胎儿凝血障碍——血小板减少症。
- <34周的早产。
- 面先露。
- 宫颈扩张<3 cm。
- 胎膜完整——在不宜进行破膜的情况下。

选择适当的检测方法

选择毛细管血样本可以用来检测pH值或乳酸水平。在英国,毛细管样本最常见的是检测其pH水平,而对乳酸水平的检测并不常见。检测乳酸水平需要不同的设备,但最近的一项Cochrane综述强烈支持检测乳酸,检测乳酸的优势在于:

- 是比pH和/或碱缺失更好的胎儿病理情况的指标。
- 更快更容易获得——所需样品较少。
- 对缺氧缺血性脑病的预测更敏感。

- 预测Apgar评分更准确。
- 在瑞典、法国和澳大利亚常规使用。

正在进行的Flamingo Trial研究预计将进一步有助于明确应该进行何种毛细管血液样本化验。

方法

- 在整个过程中保持胎儿持续心电监测。
- 知情同意,包括步骤的细节、优势和局限性,可能会给孕妇带来不适,并在胎儿头皮上留下小瘢痕。
- 确认没有已知的禁忌证。
- 充分镇痛。
- 提前收集并检查所有设备(图36-1)。
- 确保血气分析仪已准备就绪。
- 自始至终保持无菌操作。
- 阴道检查的体位,推荐左侧位,但也可以截石位。
- 为阴道操作进行消毒清洁。
- 如需要,进行人工破膜。
- 将带密封器的羊膜镜插入宫颈。
- 拆下密封器并连接光源/照明器。
- 显现胎儿头皮。
- 用纱布擦拭头皮(图36-2)。
- 用氯化乙烷喷洒头皮使胎儿区域麻木,增加毛细血管血流量。
- 涂抹硅胶或柔软的白色石蜡以形成血滴(图36-3)。
- 将刀片连接到刀片支架上,并将毛细血管连接到其支架上。
- 用小的一次性长柄刀片刺穿头皮,最大可控制的深度为2 mm(图36-4)。
- 如果需要第二次切开,按照第一次切开的90°的角度切开。
- 在提供的肝素化试管中收集30～50 μL(约3 cm)的血液,避免气泡和污染物(图36-5)。
- 如果需要,插入搅拌丝和端盖,然后轻轻摇动试管。
- 立即对样品进行测试,以获得更准确的结果。
- 除记录胎儿心电监护图形外,还应记录适应证、过程和结果。

可能的结局和并发症

一般的(需要重复取样)

- 血液样本不足以进行检测。
- 头皮水肿或产瘤影响检查结果。
- 样本被空气或羊水污染。

孕妇

- 感染——阴道或子宫(如子宫内膜异位症)。
- 减少不必要的手术分娩。

胎儿/新生儿

- 持续性头皮出血(凝血障碍问题)。
- 头皮感染。

(李琦　译)

37. 孕产妇病情恶化的识别

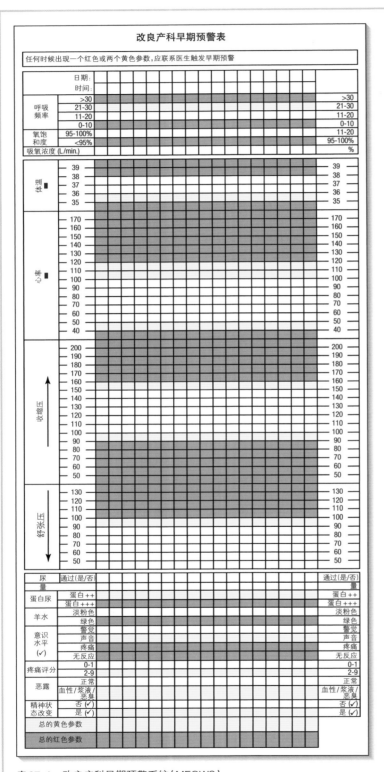

改良产科早期预警表

任何时候出现一个红色或两个黄色参数,应联系医生触发早期预警													

表 37-1 改良产科早期预警系统（MEOWS）

	日期													
	时间													
呼吸频率	>30													>30
	21-30													21-30
	11-20													11-20
	0-10													0-10
氧饱和度	95-100%													11-20
	<95%													95-100%
吸氧浓度(L/min.)														%

体温: 39 38 37 36 35

心率: 170 160 150 140 130 120 110 100 90 80 70 60 50 40

收缩压: 200 190 180 170 160 150 140 130 120 110 100 90 80 70 60 50

舒张压: 130 120 110 100 90 80 70 60 50

尿量	通过(是/否)		通过(是/否)
蛋白尿	蛋白++ / 蛋白+++		
羊水	淡粉色 / 绿色		
意识水平(✓)	警觉 / 声音 / 疼痛 / 无反应		
疼痛评分	0-1 / 2-9		
恶露	正常 / 血性/浆液/恶臭		
精神状态改变(✓)	否 / 是		
总的黄色参数			
总的红色参数			

框 37-1 SBAR 工具

现状
- 患者姓名和年龄
- 病历号
- 主管医师
- 入院日期和时间
- 目前情况

背景
- 既往史——内科病、手术史、孕产史
- 合并症
- 药物治疗
- 最近/目前治疗
- 化验检查结果
- 过敏史

评估
- 转交原因
- 病史摘要
- 患者的疑难问题
- 生命体征
- 疼痛管理
- MEOWS 评分

建议
- 确认护理级别
- 确认需要采取的措施
- 需要进一步的检查
- 认识治疗上的变化

孕产妇病情恶化可能发生在医疗过程的任何阶段,尤其是在急性发病期间和手术后。对于正在分娩的产妇来说,情况也是如此。早期识别病情变化可能意味着生与死的区别。近年来研究证明,心脏骤停的患者在发病24小时前即有恶化的迹象。因此,所有的助产士、护士和医生都必须熟悉这些预示着妇女病情出现灾难性恶化的迹象。在产房贴身照顾产妇的助产士提醒下,资深临床专家的早期临床干预将提高这些产妇的生存机会。

追踪和触发

在英国,修改后的国家早期预警系统(National Early Warning System,NEWS),即改良产科早期预警系统(MEOWS)广泛应用于捕捉产妇分娩过程中的恶化指标(表37-1)。该系统使用彩色编码图表,当出现一个红色或两个黄色预警参数时,应触发紧急响应。使用这种观察图表的原因是:

- 评估出现紧急情况或病情加重的产妇。
- 评估病情恶化的产妇是否有所改善。
- 确保及时识别和响应,并转诊至相应临床专家。

这些图表不能代替受过专业培训的助产士/护士的临床观察,而是用来帮助临床评估孕妇的生理健康状况。通过定期监测得到的分数绘制出产妇的状况图,从而获得产妇的临床状态,在必要时提高护理级别。

监测

由于随后的所有干预都是以此为基础的,因此,以下对危重产妇的监测至关重要。

- 入院时应记录产妇的临床状态基数,建议进行生命体征的观察,包括血压、体温、心率、呼吸和氧饱和度、意识状态。
- 在某些情况下,应同时监测尿量、评估疼痛的程度并完善生化分析(如乳酸水平、动脉pH值等)。
- 应制定书面计划,其中应包括监测的内容以及频率。这应参考产妇的诊断(如果入院时获得)和临床工作人员可能知道的任何合并症。一旦确定治疗计划,监测的频率可能会改变,因此应该定期审查。但在任何时候,生命体征都不仅仅是一组数字,它代表着对妇女健康状况的全面评估。
- 由一名受过专业培训的助产士/护士负责对危重妇女进行监测,该助产士/护士应有能力评估和解释所观察的结果。

升级上报

建议所有有急诊的医院设置升级上报政策,升级上报程度应与响应水平以及员工能力相匹配,以满足病情不断变化的需求。该政策可能包括一个分级响应系统,该分级响应根据当地已确定的各项参数恶化程度来确定,例如:

- 低度恶化——应该通知责任助产士/护士,并增加观察的频率。
- 中度恶化——紧急转诊至具备该级别护理所需能力的多学科团队(Multidisciplinary team,MDT)医疗队。
- 高度恶化——紧急转诊至具有气道管理和诊断技能的重症医学科室;无论在1天中任何时间,此级别都应立即响应。

团队协作和沟通

现已证实,临床工作人员之间缺乏团队合作的沟通不足可能会导致对危重病情恶化的识别和评估以及随后对紧急情况的反应出现延误。建议采取以下措施:

- 明确定义MDT成员的责任。
- MDT成员通过SBAR图表工具进行工作交接(框37-1)。
- 在病房和重症监护室的MDT成员对产妇的护理负有共同责任。
- 将产妇转移至或转移出重症监护室或病房的决定应该是由MDT成员共同决定的,应制定详细的转运计划,以确保护理的连续性和安全、有效的转移。
- 教育和培训应持续进行,以确保工作人员具备适当的能力。在实践中实施考核,让员工充分展示自己的能力。

(王洁 译)

38. 阴道检查

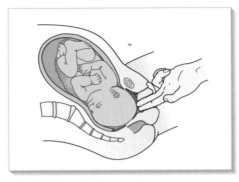

图38-1　阴道检查

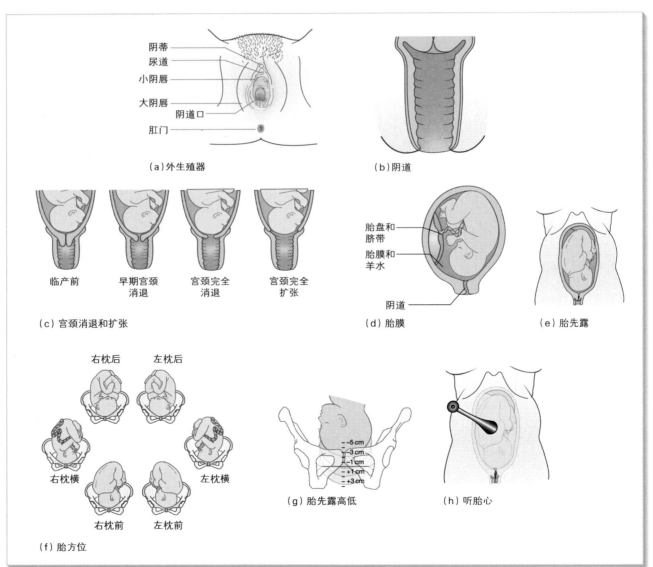

(a)外生殖器

阴蒂
尿道
小阴唇
大阴唇
阴道口
肛门

(b)阴道

临产前　　早期宫颈消退　　宫颈完全消退　　宫颈完全扩张

(c)宫颈消退和扩张

胎盘和脐带
胎膜和羊水
阴道

(d)胎膜

(e)胎先露

右枕后　　左枕后
右枕横　　左枕横
右枕前　　左枕前

(f)胎方位

−5 cm
−3 cm
−1 cm
+1 cm
+3 cm

(g)胎先露高低

(h)听胎心

图38-2　(a～h)检查顺序

阴道检查这一操作在产前、产时和产后均可进行。考虑到产妇对这个操作的敏感性，以及涉及产妇的隐私和尊严，应该以最有效的方式进行该项检查。可以从阴道检查中获得很多重要信息，这些信息结合腹部查体，将有助于判定产妇的护理级别。

适应证

产前

临产前阴道检查很少做。但是，以下情况可能需要：

- 确认胎先露（如臀先露、额先露）。
- 引产（例如人工破膜、前列腺素或类似物促宫颈成熟）。
- 确认腹部检查发现的异常情况。

产时

- 确认是否临产。
- 评估产程是否进展。
- 确认胎先露和胎方位。
- 评估胎头俯屈程度。
- 进行人工破膜。
- 进行胎儿血液采样。
- 安装胎儿头皮电极以进行胎儿心电监护，监测胎儿的健康状况。
- 自然破膜后排除脐带脱垂。
- 确认宫颈是否完全开全。
- 多胎妊娠中确认第二个胎儿的胎产式、胎先露和胎方位。
- 在第三产程中进行手取胎盘或胎膜。
- 偶尔——产妇要求。

产后

产后很少进行阴道检查。但是，以下情况需要阴道检查：胎盘胎膜残留引起子宫收缩不良、继发产后出血。

禁忌证

如果有下列情况，则不应进行阴道检查：

- 未取得产妇的知情同意。
- 有产前出血病史。
- 明确存在前置胎盘。
- 可能存在前置血管。
- 可疑早产和/或胎膜早破。

风险因素

与阴道检查相关的风险包括：

- 感染，尤指在胎膜破裂的情况下。
- 胎膜早破。
- 如果不确定胎盘位置，可能会引起出血，加重心理创伤。

步骤

准备

- 确认进行阴道检查的指征。
- 和产妇确认获得知情同意。
- 准备所需物品。
- 行腹部触诊确定胎儿位置、胎先露、胎方位、胎产式和先露衔接情况。
- 腹部检查后听胎心。
- 产妇半卧位：
  - 确保排空膀胱。
  - 脱掉内裤，取膀胱截石位。
- 戴无菌手套。

检查

- 查看外阴有无异常，然后温水冲洗。为了减少上行性感染的发生，助产士或医生应该使用随后不做的阴道检查的手进行操作。
- 检查手指（食指和中指）润滑后在产妇配合下轻轻插入阴道，并且应在宫缩间隙进行（图38-1）。
- 检查结束后，手指轻轻收回，注意阴道流出的任何分泌物。
- 听胎心（图38-2）。
- 尽可能让产妇感到舒适并保持尊严。
- 恰当处理所有用过的物品。
- 告知产妇检查结果，并解释护理计划和检查后出血可能。
- 更新产程图上的信息。
- 必要时转诊。

检查内容（图38-2）

- 外阴——在分离阴唇时应注意有无异常，包括会阴瘢痕、外阴静脉曲张和异常分泌物。
- 阴道——应该是温暖湿润的。阴道壁应柔软且可扩张，耻骨弓应≥90°。
- 宫颈——评估宫颈的位置、消退和扩张程度、胎先露。
- 胎膜——应确认胎膜完整或破裂，若胎膜破裂并应注意羊水的颜色。
- 胎头衔接部位和方位——利用指示点（如矢状缝和囟门、坐骨结节和肛门），评估胎先露指示点相对于母体骨盆标志物的关系，可以确定胎头俯屈程度及胎头塑形情况。
- 胎头位置——胎头下降程度可以通过胎先露与母体坐骨棘的关系来评估。

（王洁　译）

39. 窥器检查

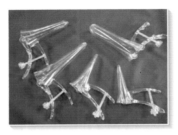

图39-1　Cusco阴道窥器——各种大小Cusco窥器

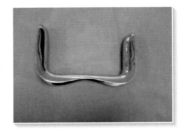

图39-2　Sims阴道窥器

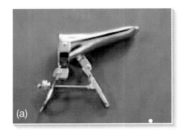
(a)

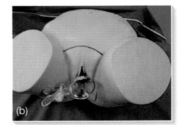
(b)

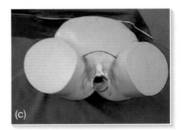
(c)

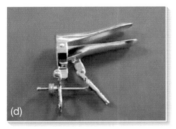
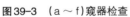
(d)

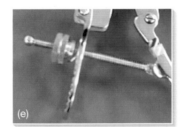
(e)

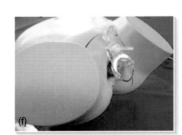
(f)

图39-3　（a～f)窥器检查

窥器是用来打开阴道的工具。最常用的两种窥器是：① 双叶或Cusco阴道窥器（见图39-1）；② Sims窥器（鸭嘴形阴道窥镜）（见图39-2）。

使用适应证

产前/产时适应证

- 获取高质量的阴道拭子。
- 评估早产时宫颈的状况。
- 在疑似产前自发性胎膜破裂的情况下，检查阴道穹隆是否存在羊水。
- 获取宫颈分泌物样本进行检查。

产后适应证

- 获取宫颈分泌物样本进行检查。
- 获取高质量的阴道拭子。
- 检查宫颈周围的阴道穹隆是否有裂伤。

使用禁忌证

- 未取得产妇的知情同意。
- 如果确定胎膜已经破裂。

窥器检查前准备

- 助产士/医疗卫生工作者应在开始检查前向该产妇作自我介绍，与产妇建立融洽的关系。
- 在开始操作之前必须获得知情同意，产妇应了解这个操作的目的以及如何进行操作。
- 向产妇解释这个操作可能会引起不舒服，但不会很痛苦，这一点很重要。
- 确保膀胱排空，请产妇如厕或者单次导尿。
- 确保产妇处于半卧位，膝盖弯曲，脚后跟并拢，双腿分开。
- 给产妇盖上床单保持患者的尊严，脱掉内裤、去掉卫生巾等。
- 确保合适的光源。

窥器检查步骤

- 这项检查应该使用无菌技术和标准预防措施，以最大限度地减少产前、产时及产后生殖道感染的风险。
- 应使用适当技术清洁手推车。
- 准备适当的无菌设备和其他物品，如用于采集高位阴道样本的棉签，并将其放在清洁手推车的底部货架上。
- 将手推车推至产妇身边。
- 助产士/医护人员应先洗手，并准备好手推车上的物品，然后才能掀开产妇身上的床单。
- 助产士/医生可能会戴上护目镜避免遭受飞溅伤害。
- 戴一次性围裙和无菌手套。

- 使用非接触/清洁的无菌技术，用棉签从前到后清洁外阴，擦拭一遍后丢弃。
- 确保阴道窥器双叶闭合。
- 如有必要，请用无菌凝胶润滑。
- 将窥器放在优势手中，用非优势手分离阴唇，露出阴道口。
- 告知患者即将插入窥器，保持窥器闭合，倾斜45°沿阴道侧后壁缓慢插入阴道内（图39-3a和图39-3b）。
- 一旦安装到位，窥器旋转90°至横向位置，窥器手柄朝向最上方（即朝向女性腹部），前叶贴在阴道前壁，后叶贴在阴道后壁（图39-3c）。
- 轻轻地打开窥器上下叶——当打开窥器扩张阴道时，可能会感觉到压力。
- 拧紧螺钉将叶片固定在打开的位置，以防止叶片意外关闭（图39-3d、图39-3e和图39-3f）。
- 打开光源查看阴道、宫颈和胎膜的状态，并采集拭子。
- 注意分泌物性状、出血或羊水破裂的迹象。

完成窥镜检查

- 在关闭窥器之前应先松开螺钉。
- 轻轻地关闭叶片，以确保产妇的阴道组织不会卡在两叶之间。
- 此时，窥器可以旋转90°回到纵向位置。
- 将窥器从阴道中取出。
- 记录阴道分泌物、出血、羊水，并用无菌纱布盖住阴道口。
- 让产妇恢复到舒适的位置，并盖上床单。
- 如果在产前或产时进行检查，应听胎心。
- 收拾好所有物品。
- 在所有拭子上贴上标签，完成记录，并将拭子送到实验室。
- 回到产妇身边，评估操作后的状况，并向其说明操作的结果，说明近期的护理计划。
- 确保检查记录保存在妇女的病历中，包括以下内容：
  - 操作的日期和时间。
  - 检查的原因。
  - 产妇在操作的知情同意书上签字。
  - 手术的细节。
  - 完成的任何化验检查（如阴道拭子）。
  - 阴道、宫颈和胎膜的状况。
  - 操作完成时患者的情况。
  - 胎心率——如果需要。
  - 当前和未来的护理计划。
  - 负责这项手术的助产士/医生的签名，并用印刷体完整打印。

（王洁　译）

40. 导尿术

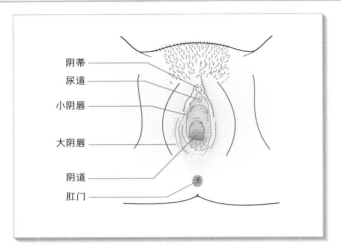

图40-1　尿道口及会阴的解剖

阴蒂
尿道
小阴唇
大阴唇
阴道
肛门

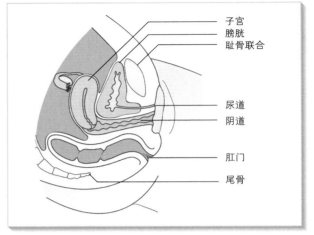

图40-2　尿道和膀胱在骨盆内解剖位置

子宫
膀胱
耻骨联合
尿道
阴道
肛门
尾骨

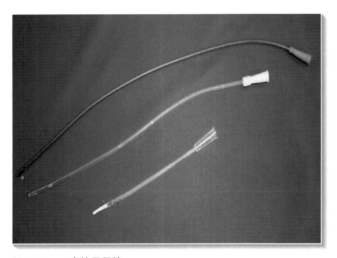

图40-3　一次性导尿管

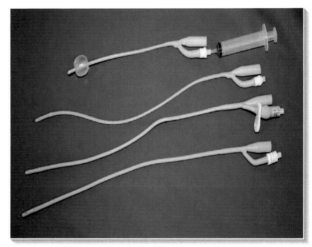

图40-4　留置导尿管

框40-1　选择合适的尿管

- 确定患者的过敏原并避免过敏，因为许多导尿管由乳胶制成，有可能会过敏
- 选择适合女性尿道长度的导管（约25 cm），较长的导管可能会导致尿液不能排出
- 患者肥胖时更适合使用男性尿道长度的导管（约40 cm），太短可能会导致球囊在尿道中膨胀
- 选择型号为12～14 Fr的尿管，型号更大的尿管仅适用于特殊情况
- 按照制造商的说明（10～30 mL）给尿管球囊充气，充气不足可能导致尿管脱落

框40-2　留置尿管护理

- 每日淋浴或盆浴，保持个人卫生清洁
- 应始终使用标准护理措施
- 确保尿管袋和尿管不高于膀胱的高度
- 确保球囊和尿管不会被牵拉
- 切勿让尿管排水阀接触地面
- 定期排空尿袋，以便尿液流出，无尿液回流
- 确保用于排空尿管的尿壶清洁，一次性，且不接触尿袋阀
- 无菌尿管引流袋应每周进行更换

定义

导尿术是将一根专门设计的无菌导管插入尿道,将尿液从膀胱引出的操作。

可能的适应证

除了必须留置尿管外,在所有情况下,自主排尿优于导尿,尤其是在非紧急情况下(如无法自主排尿、筛查和诊断,或术后保持膀胱排空)。紧急导尿术可以实现筛查/诊断、促进子宫复旧,进入骨盆和/或腹部操作和手术时,在术前或术中预防膀胱损伤。适应证包括:

- 剖宫产。
- 阴道助产(例如产钳助产)。
- 协助分娩操作(如肩难产)。
- 径线较大的异常胎位(如枕后位)。
- 先露异常(如臀位)。
- 预防或处理产后出血。
- 紧急情况下的筛查或诊断。
- 手取滞留的胎盘。
- 持续精确的液体平衡管理。
- 尿潴留的治疗。

紧急情况下导尿术

一次性使用(间歇性)

紧急使用导尿管以立即排空膀胱,但非持续的。插入导尿管,一旦没有尿液引流出,就将其拔出。这是产科中最常用的技术,确保最大的骨盆空间和无膀胱损伤。

留置导尿

这是一种较长期的导尿术,可以立即排空膀胱,并可以确保膀胱持续引流。最常见的情况是,在特定的手术(如剖宫产)过程中留置导尿管。术后恢复慢、膀胱损伤或严格管理出入量平衡时可长时间留置。

与导尿术相关的并发症

由于胎儿通过骨盆下降,盆底肌和会阴扩张,导致尿管难以进入尿道或尿道挛缩,增加紧急导尿术的困难。同时也增加了以下风险:

- 尿路感染——影响尿道、膀胱或肾脏。当来自会阴的共生细菌通过受污染的尿管进入尿道时会发生。尿道、阴道和肛门的距离很近,并且分娩期间这些部位发生的生理变化(阴道口和肛门扩张,尿道的松弛和挛缩)增加了细菌交叉感染的可能性。细菌还可以通过引流袋,从尿液逆行进入留置尿管。
- 尿道或膀胱损伤——激素使尿道口松弛,胎儿先露部位压迫尿管并使之打折弯曲,即使再小心地插入尿管也会损坏尿道和膀胱的黏膜。
- 尿潴留——拔除尿管后可能会导致生理排尿延迟。

降低相关风险

很多方面可以减少导尿相关并发症,包括:

- 整个分娩过程中做好膀胱护理和保持膀胱的自然排空。
- 取得患者完全同意和配合。
- 由熟练的专业人员进行操作。
- 选择正确的尿管大小和类型。
- 消毒会阴。
- 准备无菌物品和密封的导尿包。
- 插入、留置和取出均应遵循无菌操作原则。
- 引流袋必须保持在膀胱高度以下。
- 当不再需要时,立即拔出导尿管。

导尿操作过程

- 必须征得患者知情同意。
- 准备物品:无菌手套、无菌导尿包、尿管(框40-1)和引流袋(如果留置)、手电筒、消毒液、润滑剂、麻醉剂、尿容器、一次性中单。
- 标准的预防感染措施必须贯穿始终,包括手卫生、无菌技术、会阴消毒,对于留置导管,还必须使用封闭的引流袋(预先连接)。
- 产妇取半卧位,臀下垫一次性护理垫、脚踝并拢、膝盖分开(如果尚未处于截石位),脱去内裤和卫生巾。操作前最后一刻取下盖在她身上的床单。
- 用非优势手从前到后清洁外阴,然后确定无菌区域。
- 调整好光源,用非优势手分离阴唇并确定尿道位置(图40-1和图40-2)。
- 用优势手向后向上轻轻插入导尿管。当导尿管进一步进入尿道时,将尿管分支处顺着导尿管向后滑动。如果有宫缩、剧烈疼痛或抵抗时,需暂停插入。
- 一旦导尿管进入膀胱,尿液就会排出。
- 使用一次性使用的导尿管时(图40-3)可以将尿液引流到尿容器中。当尿停止排出时,缓慢拔除导管。
- 留置导尿管(图40-4)需要在尿液开始排出后再插入5 cm,以确保球囊位于膀胱内。在球囊内注入灭菌注射用水。引流袋固定在低于膀胱高度的支架上,以保持持续引流。定期评估患者液体摄入量、导尿管情况和尿量、继续留置尿管必要性以及尿管的护理情况(框40-2),并逐一记录。

(王洁 译)

41. 静脉穿刺术

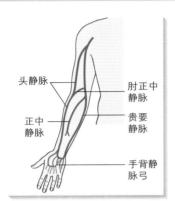

图41-1　选择静脉

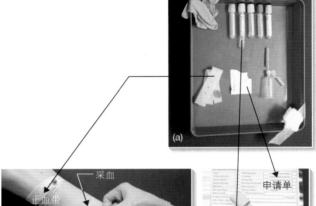

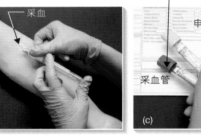

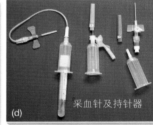

图41-2　静脉穿刺设备

表41-1

患者的风险	降低风险措施
• 对乳胶、胶带、消毒产品过敏	• 执行操作前询问患者有无过敏史 • 查阅患者病历
• 静脉穿刺部位疼痛	• 确保工作人员接受正规的静脉穿刺培训 • 根据穿刺静脉选择穿刺针型号
• 穿刺部位血肿	• 以30°角或更小的角度穿刺 • 手臂伸直,按压穿刺部位3～5分钟
• 静脉穿刺部位感染	• 在整个过程中使用标准的安全预防措施 • 操作前后洗手 • 用70%酒精拭子消毒穿刺部位,并充分晾干 • 使用物品保证无菌
• 持续或广泛的出血	• 查阅患者的病历,明确是否有抗凝治疗或出血病史
• 患者焦虑,如晕厥	• 使用半卧位进行操作 • 操作过程与患者交谈以分散他们的注意力
医护人员的风险	降低风险措施
• 针刺伤	• 使用安全设备,如可回缩针 • 不回套针帽 • 按照规范流程处理穿刺物品
• 血液暴露	• 戴无菌手套 • 必要时佩戴护目镜 • 当在同一个患者取多个样本时,使用真空采血管 • 用防水敷料包扎伤口 • 如果通过飞溅或针刺伤发生血液暴露,应遵守本院流程完成事件上报 • 确保及时接种乙肝疫苗

静脉穿刺是对患者实施的最常见的侵入性操作,但应始终记住,它给许多患者带来了一定程度的恐惧,也增加了医护人员被针刺伤的风险。静脉穿刺可被定义为将无菌采血针穿刺进入静脉,通常是为了抽血化验。

静脉穿刺的目的

- 抽血用于诊断。
- 用于血红蛋白等血液成分的常规评估。
- 评估血液中的药物浓度。
- 评估机体对不同治疗方式的反应。
- 在交叉配型输血前采集血液以评估血型和Rh因子。
- 感染筛查。

静脉解剖

静脉可以将缺氧的血液运送回心脏以再氧合,它由三个不同的层面组成:

- 外膜或最外层:由包围和支撑静脉的结缔组织组成。
- 中膜或中层肌肉层:当受到穿刺、温度变化、低血压和脱水等刺激时,静脉会出现收缩、松弛或痉挛。由于肌肉发育不良,静脉会随血压升高或下降塌陷或充盈。
- 内膜或由光滑的内皮细胞组成的最内层:保证血液在静脉内的自由流动。大血管中的半月形瓣膜通常位于静脉连接处,防止血液回流,确保血液不断地流向心脏。瓣膜为静脉走行中的隆起处,经验丰富的医生可以触及。

静脉穿刺相关问题

静脉穿刺可能会威胁到医护人员和患者的安全,但通过适当的培训可以将这些问题降到最低。获取血液样本过程中的每一步都会影响样本的质量,并因此影响结果回报和治疗效率。影响患者护理的三个主要问题是样品标签不正确、样品溶血和样品污染。

准备

- 取得患者的同意,尊重其意愿并保护隐私。
- 患者应采取舒适的坐位或半卧位。
- 将吸水毛巾垫在手臂下面。
- 确保充足的光线和温暖的环境——如果天气太冷,将抑制血管扩张。
- 选择一条静脉(图41-1)。通常优选患者非优势臂中的静脉,肘正中静脉或贵要静脉为首选。肘正中静脉通常是最容易穿刺的血管,因为它位于肌肉之间。而贵要静脉位于动脉和神经之上,因此存在损伤的风险。
- 将以下物品放在清洁的手推车上(图41-2):
  - 将持针器、针头和适当的采血管、翼形收集管或其他采血材料放在便携托盘上。
  - 一次性止血带。
  - 建议使用护目镜和非无菌手套,以防止意外飞溅或针刺伤。
  - 锐器盒。
  - 运输箱。
  - 敷料。

步骤

了解患者和医护人员面临的风险(表41-1)。

- 伸展患者的手臂,观察肘前窝——在不使用止血带的情况下,应该能看到静脉。
- 在患者面前给采血管贴上标签。
- 洗手并戴上非无菌手套。
- 在拟定穿刺点上方7～8 cm处使用止血带。轻拍、抚摸或反复要求患者张开和握紧手掌可以帮助静脉充盈。
- 用70%酒精等消毒溶液,以圆形方式自内向外清洁皮肤30～60秒。等待其完全风干,以确保皮肤的消毒效果和防止穿刺时感染。静脉消毒完成后不要再轻拍或触摸。
- 组装针头和持针器。
- 将静脉穿刺部位以下的皮肤向患者手部拉紧,并将针头以大约30°的角度穿刺进入静脉,斜面朝上。
- 将采血管插入持针器,开始收集血液,替换采血管,直到所有的取样完成。确保按正确的顺序操作,以避免污染。
- 含有添加剂的采血管应倾倒8～10次,不应摇晃。
- 松开止血带,在穿刺处敷一块干纱布垫。
- 取出针后轻轻按压穿刺部位纱布垫。
- 按压伸直的手臂3～5分钟或直至出血停止,然后用敷料覆盖。
- 立即将采血针放置在锐器盒中,锐器盒应放在触手可及的地方。不要将针与持针器或注射器分开(无论采用何种方法),因为这会增加针刺伤的风险。
- 检查标签的准确性,填写相关的申请单。
- 将采血管放入运输袋并密封,将申请单置于外侧,并安排送检。

(沈莉　译)

42. 静脉留置针穿刺

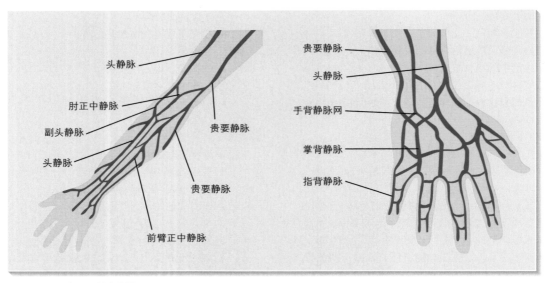

图42-1　静脉留置针穿刺位置

头静脉
肘正中静脉
副头静脉
头静脉
贵要静脉
贵要静脉
前臂正中静脉

贵要静脉
头静脉
手背静脉网
掌背静脉
指背静脉

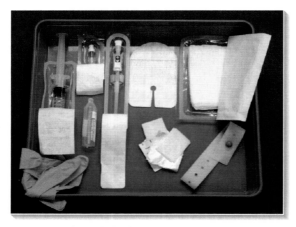

图42-2　静脉留置针穿刺物品准备

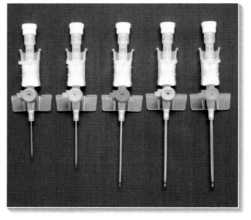

图42-3　静脉留置针型号

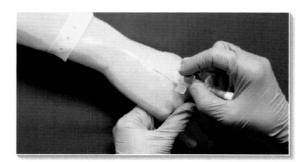

图42-4　静脉留置针穿刺角度

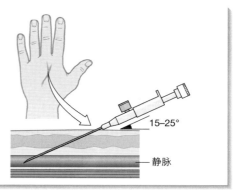

15~25°
静脉

图42-5　静脉采血

静脉留置针穿刺目的是提供静脉通路,以便抽血化验、给药、静脉输液、输血、肠外营养等。

禁忌证

无禁忌证,有些情况下不适宜进行此项操作。

- 未能取得患者同意。
- 静脉留置针穿刺部位感染和/或损伤。

静脉留置针穿刺过程顺利与否取决于患者能否配合、是否知情同意,操作者操作过程中的无菌技术及维持输液装置置入后的通畅,能够降低静脉管路感染的风险。

静脉的结构

静脉将缺氧的血液输送到右心。此规则也有例外情况,这里不做讨论。静脉有三层(膜层):

- 外膜层。
- 中膜层。
- 内膜层。

因为静脉内的压力远低于动脉,所以静脉中瓣膜的存在确保了回流的血液无法从心脏反流,所以静脉管腔明显更大。外周静脉周围肌肉的收缩和松弛也保证了血液流向心脏。

准备

- 取得患者同意,保护患者隐私。
- 选择静脉留置针穿刺的位置。
- 确保充足的照明。
- 确保环境温暖——如果太冷,血管收缩,不利操作。
- 用物准备(图42-2):合适型号的静脉留置针(图42-3)、止血带、护目镜、非无菌手套(以防止意外飞溅受伤)、冲管用0.9%氯化钠注射液(或肝素冲管)、局部麻醉(视需要皮下注射或局部外敷凝胶)等、敷料。

步骤

选择一条合适的静脉是静脉留置针穿刺成功的前提。无论是头静脉还是贵要静脉,一般首选患者非优势手的肘窝前的静脉,特别是快速输液或预计输入血液制品时(图42-1)。一条好的静脉通常是粗直、弹性好、血流丰富的。在拟定穿刺点上方7~8 cm处使用止血带,有助于静脉充盈。轻拍、抚摸、嘱患者反复张开和握紧手掌,使手臂下垂、热敷、超声引导可提高穿刺成功率。根据静脉留置针使用的目的,也可选择手腕或手背静脉。

- 洗手并戴非无菌手套。
- 使用消毒溶液(如70%酒精棉签)擦拭皮肤30~60秒。自然风干,以确保皮肤的消毒效果和预防静脉管路感染。一旦完成消毒,不应再接触、轻拍或触摸。
- 除去针帽,左右活动针芯,以确保静脉留置针进入静脉过程中针芯可以顺利置入和拔除。
- 以非优势手手指绷紧预穿刺部位下的皮肤,固定预穿刺的静脉。
- 保持留置针针尖斜面向上,确保该装置最尖锐的部分穿透皮肤,穿刺角度取决于留置针型号和所选静脉的深度(浅表静脉使用20~22号留置针时,角度为10°~20°,较深静脉使用16~18号留置针时,角度为30°~40°)(图42-4)。
- 当针尖进入静脉内见回血后,减小进针角度再沿血管方向水平进针,以避免刺穿血管后壁。如果没有回血,将留置针回退,直到皮肤下,然后尝试再次穿刺。如果发生血液外溢和肿胀,松开止血带,拔除留置针,对穿刺部位按压5分钟,以避免出现明显的血肿。不要将针退回套管内,因为这可能会损坏留置针并增加栓塞的风险。
- 确定导管在血管内后,减小留置针角度,再沿血管方向水平进针,固定针芯将导管全部送入血管内。
- 在留置针上方施加压力以避免出血,以非优势手固定留置针,用另一手手取出针芯并将其放入锐器桶中。
- 如果需要,此时可以抽血留取血标本,然后松开止血带,使用透明医用胶带固定留置针外翼,固定妥当后用0.9%氯化钠注射液(或肝素)冲管(图42-5)。
- 回抽少量血液以确保通畅,然后冲管。
- 确保留置针置管成功,然后在敷料上贴上标签,注明留置的日期和时间,留置时间不应超过72小时。
- 根据要求,完成患者的书面记录和护理表格,记录留置针类型和型号。

(马甜甜 译)

43. 输血疗法

血 型	抗 原	抗 体
A	A	B
B	B	A
AB	AB	无
O	无	AB

图43-1 血型

血型	O−	O+	B−	B+	A−	A+	AB−	AB+
AB+	✓	✓	✓	✓	✓	✓	✓	✓
AB−	✓		✓		✓		✓	
A+	✓	✓			✓	✓		
A−	✓				✓			
B+	✓	✓	✓	✓				
B−	✓		✓					
O+	✓	✓						
O−	✓							

图43-2 血型相容性

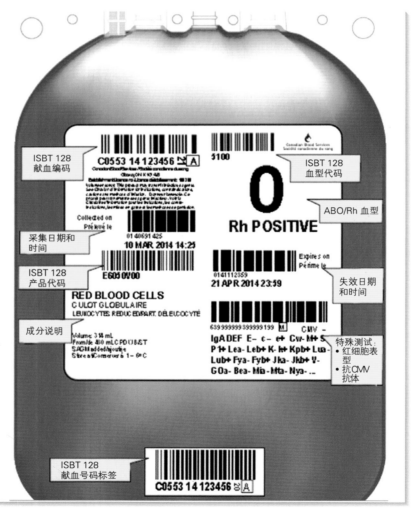

图43-3 输血袋外观

输血疗法是指在确定了输血的适当原因后，经过产妇（如有可能）口头知情同意，静脉注射红细胞或其他血液制品。根据当地政策，可能需要书面同意，但在全国范围内不是强制性的。只有当输血的获益大于风险并且没有其他合适的选择时，才应该输血。产妇输血的决定应该建立在良好的临床评估基础上，这一评估需得到循证指南和血液取样的支持。

输血的原因

产妇在产前、产时或产后的任何阶段都可能需要输血。

* 用于纠正低血容量（例如大出血后）。
* 当产妇血红蛋白水平低且贫血时。
* 在有凝血障碍的情况下。
* 出现血液紊乱和疾病时（如镰状细胞病）。
* 当婴儿需要换血时（例如由于Rh同种免疫）。

风险因素（NHLBI,2012）

* 不相容性——输注不相容的血液会产生抗原-抗体反应，导致红细胞凝集或聚集在一起。这几乎都是由人为错误造成的，在极少数情况下可能是致命的。
* 循环超负荷——快速输血或输液过多。
* 传播疾病——罕见但严重的输血并发症。
* 溶血伴发热反应——由于血液样本标签错误、从储存冰箱中采集的血液单位不正确或输血单位检查不充分导致输血不正确。
* 变态反应或过敏反应——罕见但严重的输血并发症。
* 低温——损害组织的凝血和氧合。
* 血栓性静脉炎——血栓松散附着的静脉炎症。

输血管理

来自英国输血严重危害（Serious hazards of transfusion, SHOT）倡议的信息显示，每13 000单位血液成分中就有1单位输错给患者。这可能会导致致命的后果。因此，输注血液制品的安全性由以下因素决定：

* 正确的血液。
* 正确的患者。
* 正确的时间。
* 正确的地点。

输血前血液取样（JPAC 4.7,2017c）

* 患者应佩戴身份腕带，腕带内容包括：姓名、出生日期、医院ID号。
* 样品管一定不能预先标记。
* 取样和贴标签应作为同一过程，由一人完成，并使用与患者腕带上相同的识别数据，注明取样日期和时间以及取样者的姓名。

* 手写标签必须清晰可辨。

输血申请单（JPAC 4.5,2017b）

所有申请单必须包括：

* 患者的识别数据。
* 所需的血液成分。
* 输血量。
* 输血速度。
* 特殊情况说明。

输血准备

* 患者知情同意。
* 按照当地政策要求，安排经过培训并有能力采集血液成分的人员。
* 确保产妇的舒适和隐私，并酌情考虑婴儿的喂养需求。
* 给产妇开放静脉通路，确保静脉通畅。
* 如果有条件，准备电子设备以特定的速率进行输液。
* 准备好输血文件。

输血执行

* 在第二位助产士到达病房时检查血液成分，以确保正确的血液、正确的患者、正确的时间、正确的地点（NPSA，2006）（图43-1，图43-2和图43-3）。
* 输血前（开始输血前60分钟内）记录产妇的基线心率、血压、体温和呼吸频率。
* 使用带有过滤网的血液给药装置准备输血。
* 与第二位助产士在患者床边核对血液成分，确保：
  * 患者的身份（口头上）、血袋检验标签和输血申请单完全匹配。
  * 患者的身份与血液信息吻合。
  * 患者的血型和Rh血型与待输血的血液结果和单位相匹配。
  * 检查血液是否有气泡、变色、变质和渗漏。
  * 血液的有效期和所有细节与血库标签、随附表格上记录的一致。
* 在开始输血15分钟后，将患者的心率、血压、体温和呼吸频率记录在记录单和观察表上。
* 在整个输血过程中观察患者，并注意任何新的局部或全身症状/反应，例如疼痛、血压变化、面部潮红、呼吸困难。
* 在完成输血后的60分钟内，重复测试妇女的心率、血压和体温。
* 应在接下来的24小时内观察该患者的后续反应。

（李炎峻　译）

44. 人工破膜

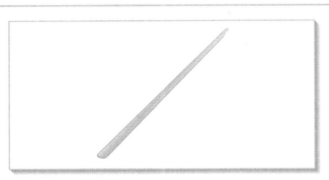

图44-1 羊膜钩

框44-1 前羊水正常外观

- 位于先露的前/下方
- 向下凸出扩张宫颈内口
- 宫缩时张力增大
- 深度6 ～ 12 mm
- 透明的
- 浅麦芽色
- pH7 ～ 7.5
- 无刺激性气味

框44-2 羊水的异常外观

- 粉色或红色——可能是出血或感染的迹象
- 淡绿色——与非近期的急性缺氧相关的胎粪污染
- 深绿色或黑色黏厚——与近期低氧/缺氧发作相关的明显胎粪污染
- 任何胎粪团块——与近期缺氧/缺氧发作相关的明显胎粪污染

框44-3 羊膜囊刺破术前注意事项

确保没有禁忌证（并且有手术、产科和麻醉保障）：
- 无低置胎盘
- 无羊水过多
- 无前置血管或脐带帆状附着的证据
- 无早产
- 无阴道感染及艾滋病毒感染
- 无人工破膜禁忌证
- 孕妇未拒绝人工破膜
- 确定分娩或引产计划
- 胎心正常

框44-4 羊膜囊刺破术前准备

征得产妇同意后进行腹部触诊、阴道检查和胎心听诊，以确保：
- 确定分娩（除非计划性引产/催产）
- 纵产式
- 先露不高
- 无复合先露
- 无先露异常
- 胎膜存在
- 未触及血管搏动或脐带
- 胎膜不贴附于胎儿面部
- 胎心正常

框44-5 羊膜囊刺破术物品一览表

- 无菌阴道检查包（一次性床单、纱布、药盒）
- 无菌手套
- 围裙
- 防水床罩
- 水溶性无菌润滑剂
- 羊膜钩
- 洗涤液
- 听诊器

人工破膜（Artificial rupture of membranes，ARM），也称为羊膜囊刺破术，是指使用羊膜钩（一种长柄塑料钩，外观类似于钩针，见图44-1）经阴道刺破胎膜。不常规行羊膜囊刺破术。应对患者进行个体化管理，明确适应证、获益和风险，并确保没有禁忌证，操作前将支持人工破膜的证据与保持前羊水完整的优势（支持胎儿旋转，防止脐带和先露部位受压，避免脐带脱垂，避免绒毛膜羊膜炎）进行权衡。凸出的羊膜还可以对宫颈（第一产程）和内口（第二产程）施加压力，以帮助宫颈消退、扩张和会阴伸展。

适应证

- 引产——用前列腺素给药后，必要时与缩宫素给药同时应用（NICE，2008）。
- 催产——在文献中颇具争议。King&Pinger 没有发现羊膜囊刺破术加速分娩的证据，但NICE（2014）支持第一产程延长时行 ARM 可获益。
- 筛查和诊断目的——羊水性状评估（提供胎粪污染/血性羊水证据，见框44-1和框44-2）、胎儿血液采样或胎儿头皮电极。
- 为控制高位且未固定先露的下降和固定；存在轻度羊水过多。降低未经产科处理的自发性胎膜破裂的风险，可减缓羊水流失、胎头下降和固定，并可立即识别脐带脱垂等并发症。
- 在双胎的第二个胎儿分娩和处理之前。

禁忌证

- 未取得孕妇的知情同意。
- 前置胎盘、前置血管或脐带帆状附着。
- 没有分娩征兆——除非计划引产。
- 正常进展的自发分娩——风险大于获益。
- 已知存在阴道感染或HIV风险——除非预防性抗生素可平衡风险。
- 面先露时，眼睛或颧骨有受损风险。
- 胎头过高、胎位不正和/或未固定的胎位（没有手术条件下）——增加脐带脱垂（NICE，2008）、复合性胎位和异常胎位的风险。
- 作为主要的引产方法——除非有禁忌症，前列腺素必须是首选的引产方法（NICE，2008）。
- 早产——完整的胎膜可以保护胎儿免受压迫，并可改善宫颈对非合适的先露部分的挤压。
- 羊水过多——子宫容积迅速缩小可能会导致胎盘早剥，过多的羊水涌出可能会导致脐带脱垂（除非施行可控ARM）。

可能的益处

- 缩短分娩时间——NICE（2014）证明 ARM 用于引产时分娩时间将缩短约1小时。当分娩是自发且正常进展时，并不会有效缩短产程。众多证据支持 ARM 与缩宫素联用时可加快产程。
- 在正常产程延长后，联合应用缩宫素可能会略微降低

剖宫产的概率。
- 稳定未固定的胎位。
- 促进骨盆内位置高的先露下降和保持稳定。

潜在的风险和可能的并发症

- 可能会增加宫缩的疼痛和强度。
- 脐带脱垂。
- 感染——病菌进入阴道、子宫或胎儿体内；绒毛膜羊膜炎。
- 增加胎心减速的概率——由于先露快速下降、脐带和先露部位受压或宫缩加强引起孕妇痛苦导致。
- 剖宫产率增加。
- 羊水栓塞——病理生理学尚不清楚。一种理论认为羊水通过撕裂的宫颈或部分分离的胎盘进入母体循环，引起过敏或炎症反应，两者都是人工破膜的潜在风险。应考虑在宫缩间歇行人工破膜以减少这些风险，减少孕妇不适并提高配合度。

ARM 的处理

- 确保没有禁忌证（框44-3和框44-4）。
- 应征得孕妇知情同意，并提前排空膀胱。
- 应遵循刷手和无菌原则。
- 准备所需物品（框44-5）。
- 进行腹部触诊以确保没有禁忌证（框44-4）。
- 对胎心进行听诊以确认胎心正常。
- 孕妇采取半卧位，膝盖弯曲，脚踝并拢，膝盖分开。检查前取下床罩。
- 准备无菌区域和物品。
- 清洁外阴——用一次性棉签从前到后，从外到内用棉签擦拭。应保持清洁手/被污染手的技术规范。
- 用非优势手分离外阴，进入阴道时，润滑优势手的食指和中指。
- 在宫缩间歇进行阴道检查——确认胎膜完整且无禁忌证（框44-4）。
- 非优势手将羊膜钩朝向手指下方放置，并在两个手指之间沿着手指长轴向前滑动。
- 当宫缩逐渐消退时，旋转羊水钩直到羊水钩面对柔软但仍轻微隆起的羊膜。
- 施加向下压力以刺穿羊膜并略微延长破口。
- 将羊膜钩转回面向手指下方，在两个手指之间向外滑动，移出阴道口取出羊膜钩。
- 当羊水流出时，将食指和中指放在阴道里。
- 观察羊水的颜色和气味，看是否有血液、胎粪或感染的迹象。
- 手指从阴道移出之前，重新检查是否有脐带脱垂和任何其他变化，听诊胎心。
- 让孕妇感到舒适，解释检查结果，并在病历中记录操作所有要点。

（李琦　译）

45. 缩宫素催产

表 45-1　Bishop 评分

分数	宫口开大	宫颈管消退	先露位置	宫口位置	宫颈硬度
0	闭合	0 ～ 30%	−3	朝后	硬
1	1 ～ 2 cm	40% ～ 50%	−2	居中	中
2	3 ～ 4 cm	60% ～ 70%	−1,0	朝前	软
3	5+	80+%	+1,+2		

表 45-2　输液管理示例

时间 （分钟开始后）	毫升 每小时	单位数 每分钟
开始	6	2
30	12	4
60	18	6
90	24	8
120	36	12
150	48	16
180	60	20
210	72	24
240	84	28
270	96	32

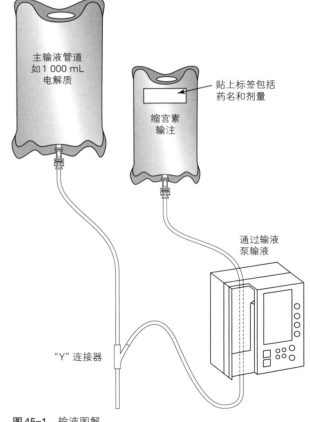

图 45-1　输液图解

当产程进展缓慢时,可通过增强宫缩的功效,增加宫缩的频率、持续时间和强度,提高产程的进展速度。通常可在自然临产后进行缩宫素治疗和/或人工破膜术(WHO,2014)。

生理学

缩宫素是一种自然产生的激素,通常在妊娠末期由垂体后叶产生,并逐渐增多。该激素可引起子宫肌层中的平滑肌纤维收缩,促进宫颈扩张。

产程延迟原因

第一产程中,延迟的原因可能包括:

- 初产妇。
- 无效宫缩。
- 胎儿胎位异常。
- 胎头位置不正。
- 胎头俯屈/仰伸姿势。
- 头盆不称(CPD)。
- 肠道充盈。
- 膀胱充盈。
- 孕妇脱水导致无效宫缩。

需要考虑的问题

应综合以下情况考虑是否对产妇行缩宫素催产,注意谨慎使用:

- 既往子宫瘢痕。
- 子痫。
- 存在合并症,如心脏病。
- 根据Bishop评分评估宫颈成熟度。
- 已行人工破膜术。
- 多产。
- 在开始催产之前,应该确保胎儿宫内安全。

如果存在上述任何一种情况,应与产科专科住院医师/会诊医师讨论该孕妇的情况。

禁忌证

以下情况不应采用缩宫素催产:

- 未征得孕妇同意、确认胎儿先露异常,如臀先露、肩先露、斜位及横位。
- 已知前置胎盘或血管前置。
- 剖宫产史。
- 脐带先露或脱垂。
- 子宫张力过高。
- 胎心异常。
- 已知的机械梗阻,如头盆不称。
- 持续性孕妇发热。
- 自然临产。

- 已知对缩宫素过敏或宫缩过强。

处理

知情同意

只有在孕妇知情同意后才能进行缩宫素催产。必须使用孕妇及其分娩陪伴者都能理解的语言进行沟通,信息包括以下几点:

- 输液会增加宫缩的频率和强度。
- 胎儿娩出前的时间可能缩短。
- 不能保证改变分娩方式或任何其他结局。
- 在开始输液之前,将对胎儿进行监测,此后在整个催产过程中持续监测。
- 输注缩宫素可能有不良反应。

孕妇:恶心、呕吐、低血压、心动过速、宫缩过强(10分钟内超过4次持续2分钟或以上的收缩,每次收缩间隔<60～90秒)、增加产后出血风险。

胎儿:心动过缓、胎儿窘迫、急产。

流程

- 执行并记录监测孕妇的情况,包括:脉搏、体温、血压、触诊宫缩大于1分钟。行腹部触诊以确定胎产式、胎先露和胎方位。理想的检查结果是胎儿采取头位纵产式,枕横位或枕前位,胎头已衔接。
- 催产前确定胎儿健康状况,胎心监护仪(CTG)记录时间为20分钟(或使用本地认为可信的方法)。一旦开始催产,将继续进行持续的CTG监测。
- 进行阴道检查以评估:宫颈消退、宫颈扩张、胎膜和羊水的状态(如果胎膜破裂)、胎头的位置和状态(Bishop评分,表45-1)。
- 进行静脉穿刺以确保输液通道安全。
- 将规定剂量的缩宫素(如催产)添加到500 mL 0.9%的氯化钠中,并在袋子上贴上"缩宫素"标签,由两名助产士检查并记录在孕妇的处方表上。
- 将输液量和尿量记录在液体平衡表上。
- 静脉给药装置连接到需要输注的液体袋上,连接静脉套管,然后通过输液泵。输液可以通过"Y"形连接器连接到如主输液管道上(图45-1)。
- 设定每分钟的输液量,与第二名助产士核对确保时间、剂量、患者姓名、用药途径、药品名称均正确,开始输液。
- 按照Trust方案(表45-2)的规定,输液速率逐渐增加,达到大约每10分钟4次收缩,此后输液速率保持不变。
- 催产方案应该在孕妇护理记录和产程图中记录,并同时记录CTG结果和孕妇的脉搏、血压、体温。
- 所有异常情况都将告知产科医师。

(李琦 译)

46. 会阴Ⅲ度和Ⅳ度裂伤

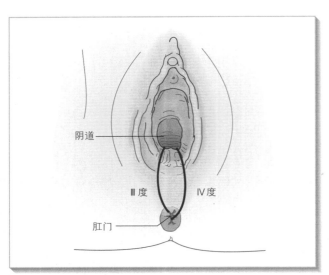

图46-1 会阴Ⅲ度和Ⅳ度裂伤

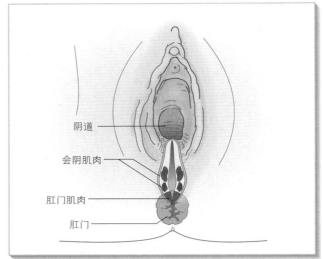

图46-2 会阴及肛门肌肉损伤

框46-1 OASI保护项目

我们鼓励读者遵循RCOG OASI保护项目（2016），他们的计划是在未来2.5年里，在英国的16个地点，引入干预措施。该干预措施包括了提高意识、多学科技能发展和采取以下一系列措施：

- 与产妇进行沟通，减慢分娩速度
- 必要时进行会阴侧切
- 分娩时运用手法保护会阴体
- 分娩后检查发现所有的裂伤

框46-2 结局和并发症

- 60% ~ 80% 在12个月内无症状
- 持续疼痛
- 性交困难和性交疾病
- 伤口裂开
- 脓毒血症
- 心理疾病
- 大便失禁
- 泌尿系统问题
- 与婴儿缺乏亲密关系

在阴道分娩过程中可发生各种损伤,包括外阴、会阴、阴道、肛门、宫颈和子宫的损伤,这些可能是由于人为的切开(会阴切开术),撕裂(裂伤)或两者合并造成的。损伤程度可能包括瘀伤、血肿以及Ⅰ度、Ⅱ度、Ⅲ度、Ⅳ度裂伤。本小节将集中讨论Ⅲ度、Ⅳ度裂伤、其并发症,以及产科肛门括约肌裂伤(Obstetric anal sphincter injuries, OASI)(图46-1和46-2)。

分度

会阴裂伤的四度分类法是苏丹皇家妇产科学院(RCOG,1999)为了阐明裂伤严重程度而提出的。

- Ⅰ度(1°):皮肤和/或阴道黏膜裂伤。
- Ⅱ度(2°):裂伤包含会阴肌肉,但不包含肛门括约肌。
- Ⅲ度(3°):肛门括约肌复合体损伤。
  Ⅲa级:<肛门外括约肌全层的50%。
  Ⅲb级:>肛门外括约肌全层的50%。
  Ⅲc级:肛门外括约肌和肛门内括约肌裂伤。
  注:提倡如果有任何疑问,可以将分度定到更高级别。
- Ⅳ度(4°):裂伤累及肛门内、外括约肌和直肠黏膜。

发生率

2014年研究资料显示,OASI的发生率从2000年的1.8%增加到2012年5.9%。最新的资料显示,OASI(包含助产组和非手术助产组)总体发生率,初产妇为5.1%,经产妇为1.8%;在非手术助产组中,初产妇为4.1%,经产妇1.5%;手术助产组中,OASI发生率更高,初产妇7.8%,经产妇4.8%。3倍之差的发生率,与国家地域差异引起高度关注有关,也可能源于护理水平及培训改进后诊断率的提高。

风险因素

没有可以准确预测的风险因素,但是一些独立或综合因素可以使Ⅲ、Ⅳ度裂伤的可能性增加。

- 会阴切开术,因为可能延裂。
- 产钳助产。
- 急产。
- 持续性枕后位。
- 胎头吸引。
- 巨大儿。
- 孕周>40周。
- 亚裔。
- 初产妇。
- 肩难产。
- 第二产程延长。

按分娩方式划分临床风险因素。

- 无论是否助产:年龄、贫困、种族、前置胎盘和早剥、

水肿、新生儿出生体重和孕周、既往妊娠期糖尿病或高血压病史、子痫前期。

- 非助产:年龄、贫困、种族、新生儿出生体重和孕周。
- 助产:年龄、贫困、种族、新生儿孕周、既往高血压病史、子痫前期、剖宫产史。

预防(框46-1)

- 健康教育。
- 有指征的会阴侧切术:与中线成60°角。
- 着冠后会阴保护。
- 第二产程会阴热敷。
- 既往OASI史——提供咨询和分娩前讨论、准备。
- 不应进行预防性会阴切开术,只在有指征时进行。
- 既往OASI史和异常症状(或超声检查异常):建议提供择期剖宫产的专业咨询。

处理

- 解释手术操作步骤和必要性,获得知情同意。
- 及时止血处理,包括阴道填塞。
- 通常转运至手术室进行局部/全身麻醉,有良好的照明;安排高级别产科医师手术;也可以在产房进行。
- 直肠指检:缝合前评估严重程度。
- 在有经验的医师指导下完成缝合。
- 避免"8"字缝合止血,会导致组织缺血。
- 修复后直肠检查,确保没有缝线穿过肛门直肠黏膜;去除所有穿透直肠黏膜的缝线。
- 连续或间断修复直肠黏膜。
- 如果可以识别肛门内括约肌,则间断缝合或褥式缝合,不要重叠。
- 通过重叠或端-端方法修复断裂的全层肛门外括约肌。
- 对于不全裂伤(所有Ⅲa和部分Ⅲb),采用端-端缝合。
- 使用3-0可吸收缝线缝合肛门直肠黏膜,减少刺激性和不适感。
- 使用3-0可吸收缝合线或编织缝线,也可用2-0可吸收缝线缝合肛门外括约肌和/或肛门内括约肌。
- 将线结埋在会阴浅层肌肉内。
- 修复后使用广谱抗生素。
- 术后应用缓泻剂,不推荐膨胀剂。
- 采用冷敷、止痛和消炎药缓解疼痛。
- 保证良好的营养和会阴卫生。
- 进行产后6~12周的随访,包括锻炼、理疗。
- 如果出现尿失禁,请转诊给妇科专家或结直肠外科医生。
- 监测有无并发症(框46-2)。

(王艳琴 译)

47. 会阴裂伤缝合术

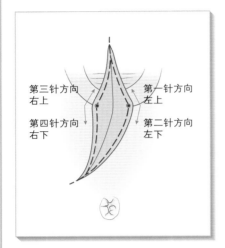

图47-1 缝合进针点

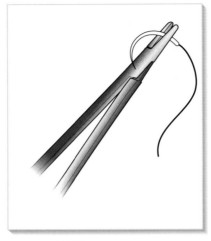

图47-2 持针位置

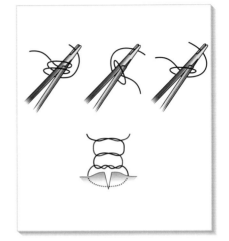

图47-3 方结(外科结)

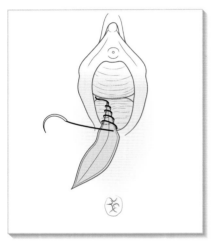

图47-4 缝合阴道壁,穿过深肌层

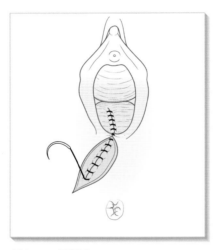

图47-5 深肌层

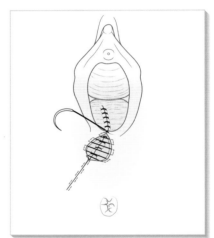

图47-6 表皮层

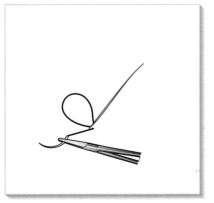

图47-7 亚伯丁打结法(伤口内部缝合法,左边缝合线形成线环,右边缝合线环形穿过左边缝合线形成的线环)

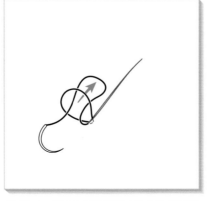

图47-8 第2个亚伯丁结(从左边线环的上方穿过自身的环,拉紧,重复1次)

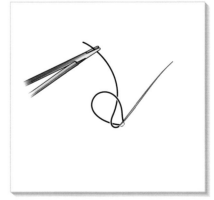

图47-9 第3个亚伯丁结(针和线穿过线环,两端拉紧,剪断,留0.5 cm)

阴道分娩的过程中可能产生会阴部裂伤。初次分娩时，会阴部无裂伤的发生率可能仅为9.6%，后续分娩时为31.2%。这表明英国约有35万名妇女，同时世界上有数百万名妇女需要进行会阴缝合。本小节讨论Ⅱ度裂伤或会阴切开术的修复和规范缝合的重要性。

证据缺口

大量的调查研究表明，只有约6%的助产士在缝合技术上遵循缝合规范。除了在整个三层缝合中没有遵循规范外，另外有调查显示只有17%助产士执行必要的直肠检查（缝合后），超过50%Ⅱ度裂伤没有常规缝合，只有22%的人对伤口的修复有信心（通常是高级或年资超过20年的助产士）。

所有执业医师都有责任遵守缝合规范，与患者进行沟通，并在实践中加以应用。目前关于会阴裂伤修补术的规范包括以下几点：

- 应使用可快速吸收的缝合线材料，以减少短期和长期的疼痛、伤口裂开和拆除缝合线风险。
- 所有层采用连续缝合技术以减少近期疼痛。
- 连续缝合操作更快、需要更少的缝合材料，能降低成本。
- 未缝合的会阴伤口在6周时形成开放性伤口的比例更高。有证据表明应该常规缝Ⅱ度会阴裂伤，关于是否缝合肌肉、皮肤的证据有限。
- Ⅰ度、Ⅱ度会阴裂伤修补后常规提供非甾体类消炎药（如果无禁忌证）。

诱因

- 初产妇。
- 催产或引产。
- 器械/手术助产。
- 第二产程延长。
- 巨大儿。
- 硬膜外麻醉。
- 住院分娩。

会阴裂伤缝合术步骤

- 获得知情同意，并持续给予解释。
- 物品器械准备（2-0快速可吸收缝合线，36 mm针尖为角针的圆针线，无齿钳，持针器，血管钳，线剪，无菌毛巾，卵圆钳，润滑剂，无菌碗，20 mL注射器，穿刺针，1%利多卡因20 mL，棉球，可显影有尾纱布5块）。
- 清点纱布、针和器械的数量。
- 调整产妇体位，以便在光源下更好的暴露（截石位并不是必需的）。

- 全程无菌操作。
- 评估裂伤的程度，确定伤口起始点，包括直肠评估，检查有无明显的肌肉裂伤，以排除Ⅲ度或Ⅳ裂伤。
- 确保麻醉充分（腰麻、硬膜外麻醉或局部麻醉）：给予持续镇痛直到手术完成。
- 如果需要局部麻醉，请另一位专职人员核对麻醉药物（药名、浓度、剂量和有效期）。在伤口左侧进针，进入皮下，沿阴道向下至顶端，回抽无血后，逐层注入麻醉剂3～4 mL。若针尖到达伤口，根据皮肤损伤程度，沿会阴皮肤方向重新刺入，缓慢退针，逐渐注射3～4 mL麻醉剂，同法处理右侧，注射的药物进入阴唇系带和皮肤伤口的末端，以使麻醉达到效果（图47-1）。
- 取出缝合线，用持针器夹住距离针尖的2/3处，当不缝合时，使用镊子将针置于"保护"位置（持针器顶端）（图47-2）。
- 评估是否需要止血纱布，小心润滑并放入，用卵圆钳固定可显影带尾纱布。
- 在阴道壁裂伤顶端5～10 mm处打结，剪断尾线（图47-3）。
- 距伤口边缘0.5 cm，间隔1 cm，用圆针连续缝合阴道壁3～4针，缝合深度足够，缝合伤口至处女膜缘（图47-4）。
- 缝合深肌层。从皮下0.5 cm至裂伤深处连续缝合，关闭深肌层，两侧对齐，关闭死腔，有时可能需要缝合两层，在肛缘处结束缝合（图47-5）。
- 缝合皮肤层，经过皮下组织，深度足够，避开神经末梢，对齐两侧边缘（图47-6）。使用无齿镊将皮肤边缘翻转，注意皮下组织。处女膜缘采用亚伯丁打结法（AK）（图47-7，图47-8，图47-9）。
- 取出止血纱布。
- 重新评估伤口对齐情况，进行直肠检查以确保没有缝合线，可使用直肠给药的止痛剂。
- 清点棉签、针头和其他器材，妥善处理，让产妇感到舒适。
- 手术记录完整：时间、麻醉、会阴、肛查情况，取出纱布（如果使用）、棉球、针和器械计数。

可能的并发症

- 感染。
- 伤口裂开。
- 疼痛和感染——包括性交困难。
- 血肿。

（王艳琴　译）

孕产妇脓毒血症

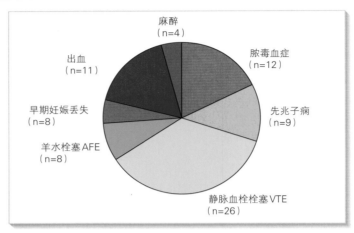

图48-1　孕产妇脓毒血症,来自英国孕产妇死亡隐私调查报告的数据

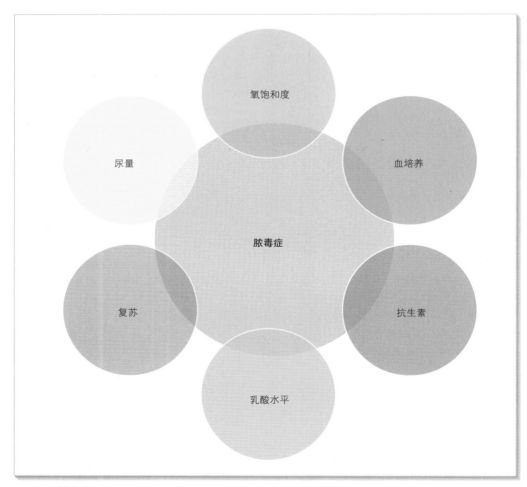

图48-2　脓毒症6步护理要点

孕产妇脓毒血症,是指一系列由于感染引起严重症状的复杂状态,其典型表现为组织器官功能障碍和衰竭、组织灌注不足引起乳酸中毒等全身性炎症反应综合征(Systemic inflammatory response, SIRS)。孕妇在妊娠期间能够改变自身免疫状态接受来自胎儿的异种抗原,从而降低孕妇机体对感染的免疫能力,故孕妇患败血症的风险更高。

危险因素

产前危险因素

- 孕产妇免疫功能减低或受损。
- 贫血。
- B族链球菌感染史。
- 妊娠期糖尿病。
- 自发性胎膜早破时间过长。
- 盆腔感染史。
- 泌尿系感染。
- 绒毛膜羊膜炎。
- 阴道分泌物检测异常。
- 侵入性操作(如人工破膜)。
- 体重指数(BMI)> 35 kg/m²。

特定的产后危险因素

- 乳腺炎。
- 阴道损伤。
- 剖宫产。
- 伤口血肿和感染。

2009 ~ 2012年期间,近25%的孕产妇死亡原因为脓毒血症(图48-1)。脓毒血症仍是导致孕产妇死亡的主要因素,其病原体包括:

- A型化脓性链球菌(Group A streptococcus, GAS)。
- 流感(H₁N₁)。
- 肺炎球菌相关疾病(如脑膜炎)。
- 金黄色葡萄球菌。
- 大肠杆菌。
- 肺炎链球菌。
- 耐甲氧西林金黄色葡萄球菌。

诊断

脓毒血症可能在没有任何预兆的情况下发生,因此产妇一般情况良好时也可能突发脓毒血症。根据孕产妇SIRS的危险因素筛查法,如果发现以下任何两种情况,应警惕发生SIRS。

- 体温高于38.3℃或低于36℃。
- 心率>90次/分钟。
- 呼吸频率>20次/分钟。

如果识别出下列任何一种情况,则应诊断为SIRS。

- 收缩压<90 mmHg(或比基础血压下降40 mmHg以上)。
- 心率>130次/分钟。
- 血氧饱和度<91%。

- 呼吸频率>25次/分钟。
- 只对疼痛/声音有反应,或者无反应。

其他可能症状包括:

- 皮疹。
- 少尿。
- 腹泻。
- 呕吐。
- 腹痛。
- 感染(如泌尿道、伤口、胸部)。
- 子宫复旧不良,伴或不伴恶露刺激性气味。
- 咳痰。

助产士和所有医务人员都必须熟悉脓毒血症发病时的体征和症状。其发病可能不典型,但恶化过程迅速。

即时处理:快速

诊断1小时内:脓毒症6步护理要点(图48-2)

- 抽动脉血气,贮氧面罩给予高流量(10 ~ 15 L/min)吸氧,维持血氧饱和度高于94%。
- 开放静脉通路,使用两个16 G输液器,双侧肘窝前各1个。
- 留血培养。
- 抽血做相关检查:血常规、凝血、尿常规、电解质、血糖、肝功能。
- 检测血清乳酸水平。
- 开始静脉给予广谱抗生素(所有相关拭子取样完成后立即开始)。
- 开始静脉输液进行复苏。
- 监测尿量。

积极寻找感染源

- 完善相关拭子。
  - 伤口。
  - 痰。
  - 尿液。
  - 大便。
  - 鼻和咽部。
  - 阴道上/下段。
- 胸部X线摄片。

即时处理:来自抢救脓毒血症项目指南推荐(危重症医学会,2016)

- 相关医务人员的尽早参与。
- 明确的领导指挥。
- 转诊至重症监护病房,如果无条件应改为特级护理。
- 监测中心静脉压。
- 使用修订的产科早期预警评分(MEOWS)严密观察。
- 每小时测量尿量,精确管理患者的液体平衡。

(王艳琴 译)

49. 感染源隔离护理

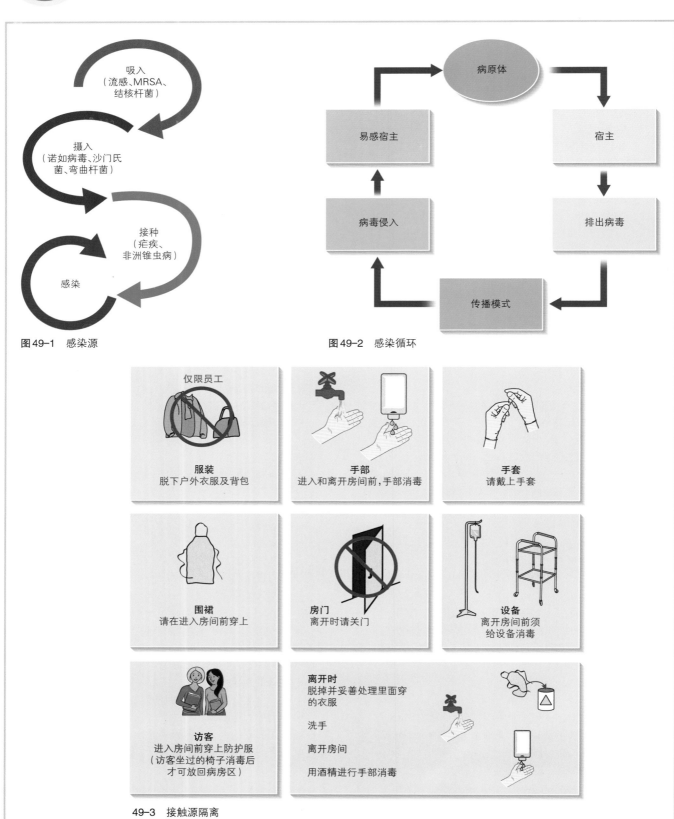

图 49-1 感染源

吸入
（流感、MRSA、结核杆菌）

摄入
（诺如病毒、沙门氏菌、弯曲杆菌）

接种
（疟疾、非洲锥虫病）

感染

图 49-2 感染循环

病原体

易感宿主

宿主

病毒侵入

排出病毒

传播模式

仅限员工
服装
脱下户外衣服及背包

手部
进入和离开房间前，手部消毒

手套
请戴上手套

围裙
请在进入房间前穿上

房门
离开时请关门

设备
离开房间前须给设备消毒

访客
进入房间前穿上防护服
（访客坐过的椅子消毒后才可放回病房区）

离开时
脱掉并妥善处理里面穿的衣服

洗手

离开房间

用酒精进行手部消毒

49-3 接触源隔离

感染源隔离护理可以定义为，隔离一名患者以防止感染传播给其他患者、护工和公众群体。此前也称之为"屏障护理"，其目的在于阻止同一个区域的婴儿和其他产妇的感染。这意味着该产妇(和/或其婴儿)必须与其他产妇及婴儿分离——这可能会导致该产妇及其护理人员承受更大的压力。

感染源和传播途径

- 吸入宿主咳嗽或打喷嚏后含有细菌或病毒的空气飞沫——如H_1N_1流感病毒、肺结核、耐甲氧西林金黄色葡萄球菌(MRSA)。
- 吞食艰难梭菌或诺如病毒等引起的感染，导致消化道定植，进而导致腹泻和呕吐。
- 还有一些病例，宿主已经进行了疟疾等疾病的预防接种。接种后感染在英国很少见，但一些特殊群体，诸如移民或寻求庇护的难民中可能有个别病例出现。

因此，隔离的必要性取决于病原体类型或疾病的传播方式(图49-1和49-2)。

一般原则

- 隔离该产妇以切断感染源。
- 评估风险以确定隔离的必要性。
- 确保该产妇了解其被隔离的必要性。
- 考虑最适合该产妇的护理环境。
- 如果该产妇已分娩，考虑母婴分离的必要性。

预防措施——系统性手段

进行感染源隔离护理的方法应当具有系统性，考虑到其所有可能需求以建立其护理环境(图49-3)。

基本原则包括下面几种：

- 由谁来照顾该产妇——多学科合作。
- 该产妇应安置在哪里？房间如何通风？
- 需要什么设备？
- 如何满足该产妇的身心健康需求？

人员配备

护理感染产妇的方法需要多学科团队合作。该团队可能包括助产士、产科医师、微生物学家、内科医生、感染科医生等，每位成员应各尽其职。理想情况下，在病房内，助产士对患者应做到一对一的照护。

住宿和通风

如该患者病情严重，可能需要去高度依赖病房(High dependency unit，HDU)或有受过专科训练的护士和医生的强化治疗室，这可能要将其搬出产科病房。然而，大多数患者隔离时还会继续留在产科病房内。

- 该病房是位于病区一侧的带独立卫浴设施的房间，最好在主病区和该患者所住病房之间有相对无菌区。
- 应在门上张贴告示，提醒工作人员和公众。应向其亲属告知有关隔离规定。
- 在可能的情况下，应通过吸入附近病房空气来实现通风，但空气应通过独立的通风通道排出外部(即负压病房)。

设施

- 病房内家具保持尽量精简。
- 在该患者停留期间，所有设备都应固定在病房内(如心电监护仪、胎心监护仪/手持式胎心听筒、血压计、成人听诊器、温度计、锐器盒等)。
- 进入病房前需穿戴防护装备，应在病房外提供防护服、手套和护目镜/面罩等。

隔离期间患者的身心健康需求

- 身体需求：应该像其他病患一样继续进行所有常规的检查和助产护理，确保始终严格遵守常规预防措施。
- 医疗团队的日常查房应保持在最低频率，且每次查房应安排在最后一个。
- 任何敷料、食品餐盘等物品和待处理的垃圾都必须在离开房间前按规定打包。
- 在护理人员离开病房重新进入主病区之前，必须在相对缓冲区脱下一次性防护服并将其放入垃圾箱。
- 隔离对患者来说可能是一段可怕的时光，患者的焦虑和忧虑程度可能会不断增加。无聊、孤独、沮丧、社交活动的减少导致了沟通的减少和潜在的负面情绪，例如与感染相关的耻辱感。在缺乏日常交流的环境中感觉被孤立，以及由于与"肮脏"或"受污染"相关联的自卑感是隔离护理最常见的问题。尽可能给患者提供诸如广播、电视、书籍和杂志等以分散其注意力，反复强调与隔离和后续护理相关的内容，应该表现出同情和关怀，不要表现出恐惧或厌恶感。

(刘虹　译)

50. B族链球菌

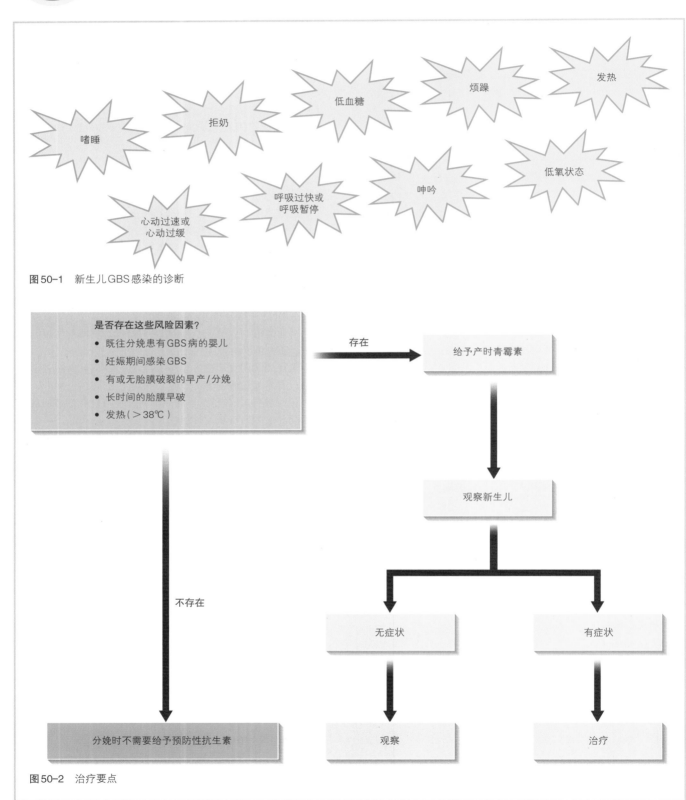

图50-1 新生儿GBS感染的诊断

图50-2 治疗要点

B 族链球菌（Group B streptococcus，GBS）是一种在30% ～ 40%成年人的胃肠道和生殖道定植的革兰氏阳性链球菌。一般来说，健康人群感染GBS并不致病，可作为一种宿主共生细菌。然而，高达22%的孕妇阴道内存在GBS，增加了在分娩过程中垂直传递给新生儿的风险。GBS被认为是新生儿严重、早发（0 ～ 7天）感染的主要原因。

危险因素

母体因素增加了新生儿感染的风险。
- 既往分娩过GBS感染婴儿。
- 已知在此次怀孕期间携带GBS。
- 早产，合并或不合并胎膜早破。
- 长时间的胎膜早破。
- 发热（＞38℃）。

虽然上述被确定为危险因素，但并不意味着产时立即给予预防性抗生素治疗。

母儿风险

产妇
- 早产。
- 长时间的胎膜早破。
- 发热（＞38℃）。
- 感染（如绒毛膜羊膜炎）。

胎儿/新生儿
- 晚期流产。
- 死产。
- 肺炎。
- 脓毒症。
- 脑膜炎。

诊断

新生儿（图50-1）
- 嗜睡。
- 不愿进食或进食不耐受（如呕吐）。
- 低血糖。
- 易怒，癫痫。
- 发热，体温＞38℃或体温过低，＜36℃。
- 心动过速或心动过缓。
- 呼吸急促。
- 呼吸暂停。
- "打鼾"，有呼吸窘迫的迹象。
- 缺氧伴中心性发绀，血氧饱和度降低。

母体GBS感染的管理

GBS潜在感染的管理分为两个方面。
- 预防：是否提供预防性治疗。
- 治疗：发现高风险状况后应进行治疗。

预防——是或否

- 关于GBS筛查，没有证据支持对所有孕妇进行常规产前细菌学筛查（例如采用阴道拭子）（译者注：我国2021年《预防围产期B族链球菌病专家共识》中推荐在35 ～ 37周孕妇进行GBS筛查）。
- 如果妊娠早期发现GBS阳性，目前证据不支持GBS的常规筛查，亦不支持预防性使用抗生素。
- 妊娠早期偶然发现GBS阳性，并不建议在分娩前及分娩中进行抗生素治疗。
- 胎膜完整的早产孕妇，没有已知的GBS定植，分娩时不应给予抗生素。
- 患有早产、胎膜早破的产妇不应常规提供分娩时抗生素治疗。

治疗（图50-2）

产妇

- 在妊娠期间确诊为由GBS引起菌尿的产妇，应在诊断时以及分娩期间给予抗生素治疗，因为存在较高绒毛膜羊膜炎和继发新生儿疾病的风险。
- 如果阴道拭子检测到GBS，应提供分娩时抗生素治疗。
- 已知GBS定植的孕妇在妊娠37周时如果发生自发的胎膜早破，应立即给予引产和分娩时抗生素治疗。
- 产妇发热＞38℃，应提供广谱抗生素，以降低新生儿早发型GBS疾病的风险。
- 如果产妇既往分娩患有GBS病的婴儿，可能会增加后续子代患GBS的风险，建议在分娩时给予抗生素。

新生儿

- 健康但存在早期GBS风险的婴儿应在出生后观察12 ～ 24小时。主要观察心率、呼吸频率、体温、喂养情况和一般情况。
- 在开始应用抗生素治疗前，应进行血液培养和脑脊液取样。
- 存在GBS感染早期症状的婴儿应立即使用针对性抗生素，如青霉素进行治疗。
- 如果新生儿有曾患GBS的哥哥姐姐，应在产后评估其病情并观察24小时。或直接选择进行血培养，在得到血培养结果前给予抗生素预防。

（王艳琴　译）

51. 感染防控

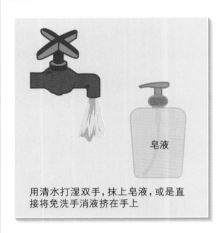

用清水打湿双手,抹上皂液,或是直接将免洗手消液挤在手上

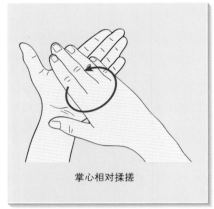

掌心相对揉搓

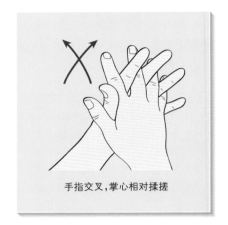

手指交叉,掌心相对揉搓

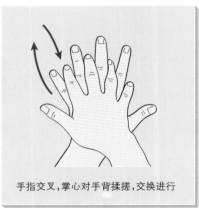

手指交叉,掌心对手背揉搓,交换进行

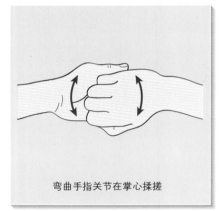

弯曲手指关节在掌心揉搓

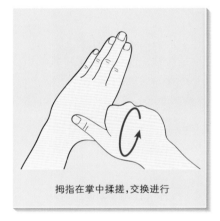

拇指在掌中揉搓,交换进行

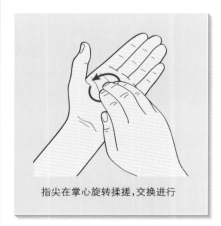

指尖在掌心旋转揉搓,交换进行

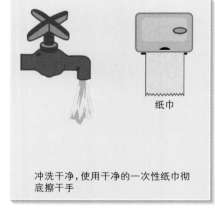

冲洗干净,使用干净的一次性纸巾彻底擦干手

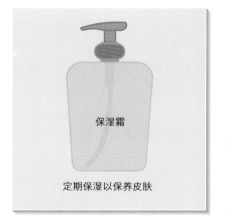

定期保湿以保养皮肤

图51-1 洗手或使用免洗手消洗手步骤

本 小节考虑了所有从事临床医护工作的人员感染防控责任,主要有下面几点:

- 确保医护工作者不会引起感染。
- 明确已经存在的感染。
- 对所有感染进行适当的治疗,包括高级检测和抗生素治疗。
- 切断感染传播。
- 参与产妇及其家庭成员的宣教。
- 以身作则。

感染风险

在发达国家,住院期间发生医疗保健相关感染的风险在5%～15%之间,而在欠发达国家则高达19%。对于产妇、早产儿或收入重症监护室的新生儿,他们的感染风险进一步增加(WHO,2009)。增加感染风险的因素主要有:

- 医院环境中细菌水平增加——工作人员和医疗设备的携带;
- 新生儿抵抗力低;
- 胎儿时期的暴露(如破膜时间长);
- 因贫血或手术分娩而导致母体感染风险增加;
- 产科病房内床位距离过近;
- 共用仪器设备;
- 环境温度过高;
- 访客数量过多;
- 体液的暴露。

感染预防

通过了解感染如何在紧急医疗程序中传播以及减少这种情况发生的标准预防措施,能够加强感染预防。1847年,Ignaz Semmelweis首次提到手卫生在感染预防中的作用。他通过调查发现:与仅由助产士经营的诊所相比,有医学生参观实习的诊所中产褥热的发生率要高得多。他的一位同事在给因产褥热而死的产妇做尸检的过程中被一名医学生的手术刀划伤,然后出现与产褥热相同的症状,并最终死于感染。他猜测尸体里可能携带有传染性颗粒(尽管接触者已洗手)。他将洗手液升级为漂白粉,死亡率立即降低了90%。可悲的是,他对医疗行业卫生的批评和缺乏证据支持的理论断送了他的职业生涯(以及心理健康)。Louis Pasteur后来为Semmelweis所描述的一切提供了证据,称之为消毒,并提出了他自己关于细菌和疾病的详细理论。

手卫生

手部通常存在两类细菌——常驻菌和临时菌(WHO,2009),临时菌更容易造成交叉感染,但对手部卫生也更敏感(WHO,2009)。2009年WHO《医疗活动中手卫生指南》建议,每个产妇和婴儿应被视为一个单一的患者区域,并倡导

需要手卫生的5个时机。下面列出了在临床操作过程中具体的手卫生时机:

(1)接触患者前——进入病房前。
(2)无菌操作前。
(3)接触患者的体液后。
(4)接触患者后。
(5)接触患者周围环境后——在执行新的操作前,使用免洗手消液进行洗手,在有明确感染源或感染风险的情况下,要使用流动水充分洗手。

洗手或使用酒精凝胶免洗手消的详细步骤如图51-1所示。只有在手干净的时候才能使用免洗手消。对于一些常规的、非侵入性的操作(如腹部触诊、评估生命体征),通常不需要戴手套,但即使这样,也应根据个人情况重新考虑任何额外的潜在风险(如佩戴塑料围裙来保护衣物)。对于所有紧急分娩和无菌操作,应佩戴手套和穿塑料围裙。对于所有的手术分娩和其他一些手术室手术,也要穿无菌衣和戴无菌口罩,以进一步加强无菌管理。

手部护理

应该每天检查手部是否有皮肤破损或角质层撕裂的迹象。保湿可以预防因频繁洗手或使用免洗手消导致的手部干燥和开裂。指甲必须短、挫平,没有指甲油。光滑的戒指不会妨碍良好的手卫生,但是肘部以下的衣物和其他的首饰(包括手表)可能会污染或干扰手卫生,因此应该摘掉。

感染迹象

早期识别并且对产妇和婴儿进行适当的管理,能够防止感染传播。回顾病史和风险因素并将其作为指标,包括:

- 困倦、昏睡和全身不适。
- 炎症、发红或局部疼痛、发热。
- 局部有浆液或脓性渗出物。
- 呕吐或/和腹泻。
- 体温升高大于38℃或小于36℃,或是体温不稳定。
- 呼吸增快或减慢。
- 局部肿胀和/或疼痛、压痛。
- 心动过缓或过速。
- 异常血性或脓性体液(如尿或痰)。
- 产后恶露增多和/或异味。

此外,新生儿可能会出现:

- 对声音的刺激缺乏反应或降低。
- 喂养不良。
- 抖动或癫痫发作。
- 黄疸。
- 呼吸暂停或休克。
- 呼吸窘迫。

(蔡娟 译)

参考阅读

Abdel-Aleem, H., Shaaban, O.M. & Abdel-Aleem, M.A. (2013) Cervical pessary for preventing preterm birth. *Cochrane Database of Systematic Reviews*, Issue 5. Art. No.: CD007873. doi: 10.1002/14651858.CD007873.pub3.

Alfirevic, Z., Stampalija, T., Roberts, D. & Jorgensen, A.L. (2012) Cervical stitch (cerclage) for preventing preterm birth in singleton pregnancy. *Cochrane Database of Systematic Reviews*, Issue 4. Art. No.: CD008991. doi: 10.1002/14651858.CD008991.pub2.

American College of Obstetricians and Gynaecologists (2012) *Placenta Accreta*. Committee opinion No. 529. July. Reaffirmed 2015. ACOG Retrieved April 5, 2018 from http://www.acog.org/ Resources-And-Publications/ Committee-Opinions/Committee-on-Obstetric-Practice/ Placenta-Accreta#3

American Psychiatric Association (APA) (2013) *Diagnostic and Statistical Manual of Mental Disorders (DSM-5)*, 5th edn. Washington DC: APA.

Amos, T., Stein, D.J. &; Ipser, J.C. (2014) Pharmacological interventions for preventing post-traumatic stress disorder (PTSD). *Cochrane Database of Systematic Reviews*, Issue 7. Art. No.: CD006239. doi: 10.1002/14651858.CD006239. pub2.

Andersen, L.B. *et al.* (2012) Risk factors for developing post-traumatic stress disorder following childbirth: a systematic review. *Acta Obstetrica et Gynecologica Scandinavica*, 91, 1261–1272. doi: http://dx.doi.org/10.1111/ j.1600–0412.2012.01476.x.

Ayers, S. *et al.* (2016) The aetiology of post-traumatic stress following childbirth: a meta-analysis and theoretical framework. *Psychological Medicine*, 46, 1121–1134. doi: http://dx.doi.org/10.1017/S0033291715002706.

Bahl, R., Strachan, B.K. & Murphy, D.J. (2011) *Operative Vaginal Delivery. Green Top Guideline no 26*, 3rd edn. London: Royal College of Obstetricians and Gynaecologists.

Banfield, P. & Roberts, C. (2015) The early detection of maternal deterioration in pregnancy. *The Health Foundation. Inspiring Improvement*. Retrieved April 5, 2018 from http:// patientsafety.health.org.uk/resources/early-detection-of-maternal-deterioration-pregnancy

Barr, J.A. & Beck, C.T. (2008) Infanticide secrets: qualitative study on postpartum depression. *Canadian Family Physician*, 54, 1716–1717.

Bastos, M.H. *et al.* (2015) Debriefing interventions for the prevention of psychological trauma in women following childbirth. *Cochrane Database of Systematic Reviews*, Issue 4. Art. No.: CD007194. doi: 10.1002/14651858.CD007194. pub2.

Berg, C.J. *et al.* (2010) Pregnancy related mortality in the United States, 1998–2005. *Obstet Gynaecol* 116, 1302–1309. doi: http://dx.doi.org/10.1097/AOG.0b013e3181fdfb11.

Bergink, V. *et al.* (2012) Prevention of postpartum psychosis and mania in women at high risk. *The American Journal of Psychiatry*, 169, 609–615. doi: 10.1176/appi. ajp.2012.11071047.

Bergink, V. *et al.* (2015) Treatment of psychosis and mania in the postpartum period. *The American Journal of Psychiatry*, 172, 115–123. doi: 10.1176/appi.ajp.2014.13121652.

Bick, D.E. *et al.* (2012) How good are we at implementing evidence to support the management of birth related perineal trauma? A UK wide survey of midwifery practice. *Bio Med Central. Pregnancy and Childbirth*, 12, 57. doi: http://doi. org/10.1186/1471–2393–12–57.

Birth Stats NSW (2018) Birth complications: perineal tears. Retrieved April 5, 2018 from http://www.healthstats.nsw. gov.au/Indicator/mab_pnspvbth_cat/mab_pnspvbth_cat_hos

Bisson, J.I. *et al.* (2013) Psychological therapies for chronic post-traumatic stress disorder (PTSD) in adults. *Cochrane Database of Systematic Reviews*. Issue 12. Art. No.: CD003388. doi: 10.1002/14651858.CD003388.pub4.

Bolton-Maggs, P. on behalf of the Serious Hazards of Transfusion (SHOT) Steering Group. (2016) *The 2015 Annual SHOT Report (2016)*. Manchester: SHOT.

British HIV Association (2014) British HIV Association guidelines for the management of HIV infection in pregnant women 2012 (2014 interim review). *HIV Medicine*, 15 (Supplement 4), 1–77. doi: 10.1111/hiv.12185.

Buchanan, S.L. *et al.* (2010) Planned early birth versus expectant management for women with preterm prelabour rupture of membranes prior to 37 weeks' gestation for improving pregnancy outcome. *Cochrane Database of Systematic Reviews*. Issue 3. doi: 10.1002/14651858. CD004735.pub3.

Buckley, S. (2004) Undisturbed birth — nature's hormonal blueprint for safety, ease and ecstasy. *MIDIRS*, 14, 203–209.

Campbell, D. (Dee) and Dolby, E. (2018) *Physical Examination of the Newborn at a Glance.* Chichester: John Wiley & Sons, Ltd.

Cantwell, R. *et al.* on behalf of the MBRRACE-UK mental health chapter writing group. (2015) Lessons on maternal mental health. In: Knight, M. *et al.* (eds) *Saving Lives, Improving Mothers' Care-Surveillance of maternal deaths in the UK 2011–13 and lessons learned to inform maternity care from the UK and Ireland Confidential Enquiries into Maternal Deaths and Morbidity 2009–13.* Oxford: National Perinatal Epidemiology Unit, pp. 22–41.

Carrol, F. *et al.* (2016) Patterns of maternity care in English NHS trusts 2013/2014. RCOG. Retrieved April 5, 2018 from https://www.rcog.org.uk/globalassets/documents/guidelines/research-audit/maternity-indicators–2013–14_report2.pdf

Chavan, R. & Latoo, M. (2013) Recent advances in the management of major obstetric haemorrhage. *British Journal of Medical Practitioners*, 6, a604.

Chongsomchai, C., Lumbiganon, P. & Laopaiboon, M. (2014) Prophylactic antibiotics for manual removal of retained placenta in vaginal birth. *Cochrane Database of Systematic Reviews*, Issue 10. Art. No.: CD004904. doi: 10.1002/14651858.CD004904.pub3.

Cloitre, M. *et al.* (2012) The ISTSS Expert Consensus Treatment Guidelines for Complex PTSD in Adults. Retrieved April 5, 2018 from http://www.istss.org/ISTSS_Main/media/Documents/ComplexPTSD.pdf

College of Operating Department Practitioners (CODP), Royal College of Midwives (RCM) & Association for Perioperative Practice (AfPP) (2009) *Staffing of Obstetric Theatres — A Consensus Statement.* London: CODP. RCM. AfPP.

Cox, J.L., Holden, J.M. & Sagovsky, R. (1987) Detection of postnatal depression development of the 10-item Edinburgh Postnatal Depression Scale. *British Journal of Psychiatry*, 150, 782–786.

Crofts, J. *et al.* (2012) *Shoulder Dystocia. Green Top Guideline No. 42.* London: Royal College of Obstetricians and Gynaecologists.

Crowther, C.A. *et al.* (2015) Repeat doses of prenatal corticosteroids for women at risk of preterm birth for improving neonatal health outcomes. *Cochrane Database of Systematic Reviews*, Issue 6. doi: 10.1002/14651858.CD003935.pub4.

Cummings, K. *et al.* (2016) Timing of manual placenta removal to prevent postpartum hemorrhage: is it time to act? *Journal of Maternal-Fetal and Neonatal Medicine*, 29, 3930–3933. doi: 10.3109/14767058.2016.1154941.

Cunningham, F.G. *et al.* (2014) *Williams Obstetrics*, 24th edn. London: McGraw Hill Education.

Davey, M.A. *et al.* (2015) Risk-scoring systems for predicting preterm birth with the aim of reducing associated adverse outcomes. *Cochrane Database of Systematic Reviews*, Issue 10. Art. No.: CD004902. doi: 10.1002/14651858.CD004902.pub5.

Dawn, R., Hostetler, M. & Bosworth, D. (2000) Uterine inversion: a life-threatening obstetric emergency. *Journal of the American Board of Family Medicine*, 13, 120–123.

Dedhia, J. & Mushambi, M. (2007) Amniotic fluid embolism. *Continuing Education in Anaesthesia, Critical Care & Pain*, 7, 152–156.

Dekker, G. (2010) Hypertension. In: James, D.K. *et al.* (eds) *High Risk Pregnancy Management Options*, 4th edn. Philadelphia: Elsevier Saunders, pp. 997–1010.

Dougherty, L., Lister, S. & West-Oram, A. (2015) *The Royal Marsden Manual of Clinical Nursing Procedures*, 9th edn. Oxford: Wiley Blackwell.

Dudley, L.M., Kettle, C. & Ismail, K.M.K. (2011) Secondary suturing compared to non-suturing for broken down perineal wounds following childbirth. *Cochrane Database of Systematic Reviews*, Issue 2. Art. No.: CD008977. doi: 10.1002/14651858.CD008977.

Duffy, J.M. *et al.* (2015) Pharmacologic intervention for retained placenta: a systematic review and meta-analysis. *Obstetrics and Gynecology*, 125, 711–718. doi: 10.1097/AOG.0000000000000697.

East, C.E. *et al.* & On behalf of The Flamingo Study Group. (2015a) Protocol for a randomised controlled trial of fetal scalp blood lactate measurement to reduce caesarean sections during labour: the Flamingo trial. [ACTRN12611000172909]. *BMC Pregnancy and Childbirth*, 15(285). doi: 10.1186/s12884–015–0709–7.

East, C.E. *et al.* (2015b) Intrapartum fetal scalp lactate sampling for fetal assessment in the presence of a non-reassuring fetal heart rate trace. *Cochrane Database of Systematic Reviews*, Issue 5. Art. No.: CD006174. doi: 10.1002/14651858.CD006174.pub3.

Eclampsia Trial Collaborative Group (1995) Which anticonvulsant for women with eclampsia? Evidence from the Collaborative Eclampsia Trial. *Lancet*, 345(8963), 1455–1463.

Elharmeel, S. *et al.* (2011) Surgical repair of spontaneous perineal tears that occur during childbirth versus no intervention. *Cochrane Database of Systematic Reviews*, Issue 8. doi: 10.1002/14651858.CD008534.pub2.

El Senoun, G.A., Dowswell, T. & Mousa, H.A. (2014) Planned home versus hospital care for preterm prelabour rupture of the membranes (PPROM) prior to 37 weeks' gestation. *Cochrane Database of Systematic Reviews. Cochrane*

Pregnancy and Childbirth Group. doi: 10.1002/14651858. CD008053.pub3.

Erez, O., Mastrolia, S. & Thachil, J. (2015) Disseminated intravascular coagulation in pregnancy: insights in pathophysiology, diagnosis and management. *American Journal of Obstetrics and Gynaecology*, 213, 452–463.

Essali, A. *et al.* (2013) Preventative interventions for post natal psychosis (Review). *Cochrane* Database of Systematic Reviews. The *Cochrane* Collaboration. doi: 0.1002/14651858.CD009991.pub2.

Evensen, A. & Anderson, J. (2017). Postpartum haemorrhage. In Leeman, L., Quinlan, J., Dresang, L., & Gregory, D. (Eds.). *ALSO Provider Manual.* (Ch. J. pp1–16). Leawood: American Academy of Family Physicians.

Fernando, R.J. *et al.* (2013) Methods of repair for obstetric anal sphincter injury. *Cochrane Database of Systematic Reviews*, Issue 12. Art. No.: CD002866. doi: 10.1002/14651858. CD002866.pub3.

Fernando, R.J. *et al.* (2015) *The management of Third- and Fourth-degree Perineal Tears. Green Top Guideline No. 29.* Retrieved April 5, 2018 from https://www.rcog.org.uk/en/ guidelines-research-services/guidelines/gtg29/

Fitzpatrick, K.E. *et al.* (2012a) Uterine rupture by intended mode of delivery in the UK: a National Case-Control Study. *PLOS Medicine*, 9, e1001184. doi: 10.1371/journal. pmed.1001184.

Fitzpatrick, K.E. *et al.* (2012b) Incidence and risk factors for placenta accrete/increta/percreta in the UK: a National case-control study. *PLOS ONE*, 7, e52893.

Fitzpatrick, K.E. *et al.* (2014) The management and outcomes of placenta accreta, increta, and percreta in the UK: a population-based descriptive study. *British Journal of Obstetrics and Gynaecology*, 121, 62–71.

Frank, J., Baeseman, Z. & Leeman, L. (2017). Vaginal bleeding in late pregnancy. In Leeman, L., Quinlan, J., Dresang, L., & Gregory, D. (Eds.). *ALSO Provider Manual.* (Ch. C. pp1–14). Leawood: American Academy of Family Physicians.

Fung, A. (2015) Preterm labour including cervical insufficiency. In: Permezel, M., Walker, S. & Kyprianou, K. (eds) *Beischer & MacKay's Obstetrics, Gynaecology and the Newborn*, 4th edn. Chatswood: Elsevier, pp. 98–105.

Gammon, J. (1999) The psychological consequences of source isolation: a review of the literature. *Journal of Clinical Nursing*, 8, 13–21.

Gee, H. (2010) Dysfunctional labour. In: James, D.K. *et al.* (eds). *High Risk Pregnancy Management Options*, 4th edn. Philadelphia: Elsevier Saunders, pp. 1169–1184.

General Medical Council (2008) *Consent: Patients and Doctors Making Decisions Together*. London: General Medical Council.

Gentile, S. (2015) Managing antidepressant treatment in pregnancy and puerperium. Careful with that axe, Eugene. *Expert Opinion on Drug Safety*, 14, 1011–1014. doi: 10.1517/14740338.2015.1037273.

Getahun, B.S., Yeshi, M.M. & Roberts, D.J. (2012) Case records of the Massachusetts General Hospital: Case 34–2012: a 27–year-old woman in Ethiopia with severe pain, bleeding, and shock during labor. *New England Journal of Medicine*, 367, 1839–1845. doi: 10.1056/NEJMcpc1209508.

Gibson, J. *et al.* (2009) A systematic review of studies validating the Edinburgh Postnatal Depression Scale in antepartum and postpartum women. *Acta Psychiatrica Scandinavica*, 119, 350–364. doi: 10.1111/ j.1600–0447.2009.01363.

Gobbo, B., Warren, J. & Hinshaw, K. (2017). Shoulder dystocia. In Leeman, L., Quinlan, J., Dresang, L., & Gregory, D. (Eds.). *ALSO Provider Manual.* (Ch. I. pp1–20). Leawood: American Academy of Family Physicians.

Grekin, R. & O'Hara, M.W. (2014) Prevalence and risk factors of postpartum posttraumatic stress disorder: a meta-analysis. *Clinical Psychology Review*, 34, 389–401. doi: 10.1016/ j.cpr.2014.05.003.

Group B Strep Support (2016) *GBS infection in babies*. GBSS. Retrieved April 5, 2018 from http://gbss.org.uk/infection/

Guise, J-M. *et al.* (2010) Vaginal Birth After Cesarean: New Insights. Evidence Report/Technology Assessment No.191. (Prepared by the Oregon Health & Science University Evidence-based Practice Center under Contract No. 290–2007–10057–I). AHRQ Publication No. 10–E003. Rockville, MD: Agency for Healthcare Research and Quality.

Gupta, P., Sahu, R. & Huria, A. (2014) Acute uterine inversion: a simple modification of hydrostatic method of treatment. *Annals of Medical and Health Sciences Research*, 4, 264–267.

Gurol-Urganci, I. *et al.* (2013) Third- and fourth-degree perineal tears among primiparous women in England between 2000 and 2012: time trends and risk factors. *British Journal of Obstetrics and Gynaecology*, 120, 1516–1525.

Gutteridge, K. & Lazarus, R. (2008) Psychiatric disorders. In Robson, S.E. & Waugh, J. (eds) *Medical Disorders in Pregnancy. A Manual for Midwives*. Chichester: Blackwell Publishing, pp. 207–212.

Haas, D.M. *et al.* (2015) Ethanol for preventing preterm birth in threatened preterm labor. *Cochrane Database of Systematic Reviews*, Issue 11. Art. No.: CD011445. doi: 10.1002/14651858. CD011445.pub2.

Harper, L.M. *et al.* (2013) The risks and benefits of internal monitors in labouring patients. *American Journal of*

Obstetrics and Gynaecology, 209(38), e1–e6.

Harris, J. (2008) How to ... perform venepuncture. RCM. Retrieved April 5, 2018 from https://www.rcm.org.uk/news-views-and-analysis/analysis/how-to%E2%80%A6–perform-venepuncture

Harris, J. (2011). How to ... perform a vaginal examination. *RCM*. Retrieved July, 5, 2017 from https://www.rcm.org.uk/news-views-and-analysis/analysis/how-to%E2%80%A6-perform-a-vaginal-examination.

Harty, E. (2017) Inserting peripheral intravenous cannulae-tips and tricks. *Update in Anaesthesia*. Retrieved April 5, 2018 from http://e-safe-anaesthesia.org/e_library/05/Peripheral_intravenous_cannulae_UPdate_2011.pdf

Haskett, R.F. (2010) Psychiatric illness. In: James, D.K. *et al.* (eds) *High Risk Pregnancy Management Options*, 4th edn. Philadelphia: Elsevier Saunders, pp. 997–1010.

Hautemaniere, A. *et al.* (2010) Factors determining poor practice in alcoholic hand gel rub technique in hospital workers. *Journal of Infection and Public Health*, 3, 25–34. doi: 10.1016/j.jiph.2009.09.005 PMID: 20701888.

Holmgren, C. *et al.* (2012) Uterine rupture with attempted vaginal birth after cesarean delivery. *Obstetrics and Gynecology*, 119, 725–731.

Hughes, R. *et al.* (2012) *The Prevention of Early-onset Neonatal Group B Streptococcal Disease. Green Top Guideline 36*, 2nd edn. London: Royal College of Obstetricians and Gynaecologists.

Impey, L.W.M. *et al.* on behalf of the Royal College of Obstetricians and Gynaecologists. (2017) Management of Breech Presentation. Green Top Guideline 20b. *British Journal of Obstetrics and Gynaecology*, 124, e151–e177. doi: 10.1111/1471–0528.14465.

Iribarren, J. *et al.* (2005) Post-traumatic stress disorder: evidence-based research for the third millennium. *Research Gate*, 2, 503–512. doi:10.1093/ecam/neh127.

Ismail, K.M.K. *et al.* (2013) Perineal Assessment and Repair Longitudinal Study (PEARLS): a matched-pair cluster randomized trial. *Bio Med Central, Medicine*, 11, 209. doi: http://doi.org/10.1186/1741–7015–11–209.

Israelsohn, N. (2015) Antepartum haemorrhage. In: Permezel, M., Walker, S. & Kyprianou, K. (eds) *Beischer & MacKay's Obstetrics, Gynaecology and the Newborn*, 4th edn. Chatswood: Elsevier, pp. 85–90.

Ito, F. *et al.* (2014) Incidence, diagnosis and pathophysiology of amniotic fluid embolism. *Journal of Obstetrics and Gynaecology*, 34, 580–584. doi: http://dx.doi.org/10.3109/01443615.2014.919996.

John, C.O., Orazulike, N. & Alegbeleye, J. (2015) An appraisal of retained placenta at the university of Port Harcourt teaching hospital: a five year review. *Niger J Med* 24, 99–102.

Johnson, R. & Taylor, W. (2016) *Skills for midwifery practice*, 4th edn. Edinburgh: Elsevier.

Johnston, T. & Grady, K. (2011) *Maternal Collapse in Pregnancy and the Puerperium. Green Top Guideline 56*. London: Royal College of Obstetricians and Gynaecologists.

Johnston, T.A. & Paterson-Brown, S. (2011) *Placenta Praevia, Placenta Praevia Accreta and Vasa Praevia: Diagnosis and Management. Green Top Guideline, No. 27*. London: Royal College of Obstetricians and Gynaecologists.

Joint United Kingdom (UK) Blood Transfusion and Tissue Transplantation Services Professional Advisory Committee (JPAC) (2017a) 4.4 Patient consent. Retrieved April 5, 2018 from https://www.transfusionguidelines.org/transfusion-handbook/4-safe-transfusion-right-blood-right-patient-right-time-and-right-place/4-4-patient-consent

Joint United Kingdom (UK) Blood Transfusion and Tissue Transplantation Services Professional Advisory Committee (JPAC) (2017b) 4.5 Authorising (or 'prescribing' the transfusion). Retrieved April 5, 2018 from http://www.transfusionguidelines. org/transfusion-handbook/4-safe-transfusion-right-blood-right-patient-right-time-and-right-place/4-5-authorising-or-prescribing-the-transfusion

Joint United Kingdom (UK) Blood Transfusion and Tissue Transplantation Services Professional Advisory Committee (JPAC) (2017c) 4.7 Pre-transfusion blood sampling. Retrieved April 5, 2018 from http://www. transfusionguidelines.org/transfusion-handbook/4-safe-transfusion-right-blood-right-patient-right-time-and-right-place/4-7-pre-transfusion-blood-sampling

Jones, I. *et al.* (2007) Bipolar affective puerperal psychosis: genome-wide significant evidence for linkage to chromosome 16. *American Journal of Psychiatry*, 164, 1099–1104. doi: 10.1176/appi.ajp.2008.08121899.

Kaur, K. *et al.* (2016) Amniotic fluid embolism. *Journal of Anaesthesiology Clinical Pharmacology*, 32, 153–159. doi:10.4103/0970–9185.173356.

Kawakita, T. *et al.* (2016) Neonatal complications associated with use of fetal scalp electrode: a retrospective study. *British Journal of Obstetrics and Gynaecology*, 123, 1797–1803. doi: 10.1111/1471–0528.13817.

Kenyon, S., Boulvain, M. & Neilson, J.P. (2013) Antibiotics for preterm rupture of membranes. *Cochrane Database of Systematic Reviews*, Issue 12. Art. No.: CD001058. doi: 10.1002/14651858.CD001058.pub3.

Kettle, C., Dowswell, T. & Ismail, K. (2010) Absorbable suture materials for primary repair of episiotomy and second degree tears. *Cochrane Database of Systematic Reviews*,

Issue 6. Art. No.: CD000006. doi: 10.1002/14651858. CD000006.pub2.

Kettle, C., Dowswell, T. & Ismail, K.M.K. (2012) Continuous and interrupted suturing techniques for repair of episiotomy or second-degree tears. *Cochrane Database of Systematic Reviews*, Issue 11. Art. No.: CD000947. doi: 10.1002/14651858.CD000947.pub3.

Kindberg, S. *et al.* (2008) Postpartum perineal repair performed by midwives: a randomised trial comparing two suture techniques leaving the skin unsutured. *British Journal of Gynaecology*, 115, 472–479. doi: 10.1111/j.1471–0528.2007.01637.x.

King, T. L. & Pinger, W. (2014) Evidence-based practice for intrapartum care: the pearls of midwifery. *Journal of Midwifery & Women's Health*, 59, 572–585. doi: 10.1111/jmwh.12261.

Knight, M. *et al.* (eds) (2014) On behalf of MBRRACE-UK. *Saving Lives, Improving Mothers' Care-Lessons Learned to Inform Future Maternity Care from the UK and Ireland Confidential Enquiries into Maternal Deaths and Morbidity 2009–12*. Oxford: National Perinatal Epidemiology Unit, University of Oxford.

Knight, M. *et al.* (eds) (2015) on behalf of MBRRACE-UK. *Saving Lives, Improving Mothers' Care-Surveillance of Maternal Deaths in the UK 2011–13 and Lessons Learned to Inform Maternity Care from the UK and Ireland Confidential Enquiries into Maternal Deaths and Morbidity 2009–13*. Oxford: National Perinatal Epidemiology Unit.

Lev-Wiesel, R., Daphna-Tekoah, S. & Hallak, M. (2009) Childhood sexual abuse as a predictor of birth-related post-traumatic stress and postpartum post-traumatic stress. *Child Abuse and Neglect*, 33, 877–887. doi: 10.1016/j.chiabu.2009.05.004.

Levi, M. (2015) Disseminated intravascular coagulation. *Medscape*. Retrieved April 5, 2018 from http://emedicine.medscape.com/article/199627–overview

Lewis, K.J.S., Foster, R.G. & Jones, I.R. (2016) Is sleep disruption a trigger for postpartum psychosis? *British Journal of Psychiatry*, 208, 409–411. doi: 10.1192/bjp.bp.115.166314.

Liddle, C. (2013) Postoperative care 1: principles of monitoring postoperative patients. *Nursing Times*, 109, 24–26.

Lissauer, T. & Fanaroff, A.A. (2011) *Neonatology at a Glance*, 2nd edn. Oxford: Wiley Blackwell.

Luettel, D., Beaumont, K. & Healey, F. (2007) *Recognising and Responding Appropriately to Early Signs of Deterioration of Hospitalised Patients*. London: National Patient Safety Agency.

Lupien, S.J. *et al.* (2011) Larger amygdala but no change in hippocampal volume in 10-year-old children exposed to maternal depressive symptomatology since birth. *Proceedings of the National Academy of Sciences*, 108, 14324.

Macdonald, S. & Johnson, G. (2017) *Mayes' Midwifery*, 15th edn. Edinburgh: Elsevier.

Mackeen, A.D. *et al.* (2014) Tocolytics for preterm premature rupture of membranes. *Cochrane Database of Systematic Reviews*, Issue 2. Art. No.: CD007062. doi: 10.1002/14651858.CD007062.pub3.

Mahendru, A.A. & Lees, C.C. (2011) Is intrapartum fetal blood sampling a gold standard diagnostic tool for fetal distress? *European Journal of Obstetrics and Gynecology and Reproductive Biology*, 152, 137–139. doi: http://dx.doi.org/10.1016/j.ejogrb.2010.12.044

Maher, M.A., Sayyed, T.M. & Elkhouly, N.I. (2017) Different routes and forms of uterotonics for treatment of retained placenta: a randomized clinical trial. *Journal of Maternal-Fetal and Neonatal Medicine*, 30, 2179–2184. doi: 10.1080/14767058.2016.1242124.

Martí-Carvajal, A.J. *et al.* (2009) Interventions for treating painful sickle cell crisis during pregnancy. *Cochrane Database of Systematic Reviews*, Issue 1. Art. No.: CD006786. doi: 10.1002/14651858.CD006786.pub2.

Martini, F., Nath, J. & Bartholomew, E. (2014) *Fundamentals of Anatomy and Physiology*, 10th edn. Harlow: Pearson Education Ltd.

Mavrides, E. *et al.* (2016) *Prevention and Management of Postpartum Haemorrhage. Green Top Guideline 52*. London: Royal College of Obstetricians and Gynaecologists.

Melamed, N. *et al.* (2012) Third- and fourth-degree perineal tears-incidence and risk factors. *Journal of Maternal-Fetal and Neonatal Medicine*, 26, 660–664. doi:10.3109/14767058.2012.746308.

Mercer, B.M. (2007) Is there a role for tocolytic therapy during conservative management of preterm premature rupture of the membranes? *Clinical Obstetrics and Gynecology*, 50, 487–496.

Moake, J. (2016) Disseminated intravascular coagulation. MSD Manual. Retrieved April 5, 2018 from http://www.msdmanuals.com/en-gb/professional/hematology-and-oncology/coagulation-disorders/disseminated-intravascular-coagulation-dic

Morgan, D., Hughes, R. & Kinsella, S. (2012) *Bacterial Sepsis in Pregnancy. Green Top Guideline 64b*. London: Royal College of Obstetricians and Gynaecologists.

Morrell, C.J. *et al.* (2016) A systematic review, evidence synthesis and meta-analysis of quantitative and qualitative studies evaluating the clinical effectiveness, the cost-effectiveness, safety and acceptability of interventions to prevent postnatal depression. *Health Technology Assessment*, 20, 1366–5278. doi: 10.3310/hta20370.

Murphy, N. and Cullinan, B. (2017) Maternal resuscitation and trauma. In: Leeman, L. *et al.* (eds). *ALSO Provider Manual*. Leawood: American Academy of Family Physicians, pp. 1–21.

Myatt, L. *et al.* (2012) On behalf of National Institute of Child Health and Human Development (NICHD) Maternal-Fetal Medicine Units (MFMU) Network. First-trimester prediction of preeclampsia in nulliparous women at low risk. *Obstetrics and Gynecology*, 119, 1234–1242. doi: 10.1097/AOG.0b013e3182571669.

Nahum, G.G. (2015) Uterine rupture in pregnancy. Medscape. Retrieved April 5, 2018 from http://reference.medscape.com/article/275854–overview

National Heart Lung and Blood Institute (NHLBI) (2012) What are the risks of a blood transfusion? Retrieved April 5, 2018 from https://www.nhlbi.nih.gov/health/health-topics/topics/bt/risks

National Institute for Health and Clinical Excellence (NICE) (2008) Induction of labour. Clinical Guideline CG 70. Retrieved April 5, 2018 from https://www.nice.org.uk/guidance/cg70/evidence/full-guideline–241871149

National Institute for Health and Care Excellence (NICE) (2010) Hypertension in pregnancy: diagnosis and management. Clinical Guideline CG 107. Retrieved April 5, 2018 from http://www.nice.org.uk/guidance/cg107

National Institute for Health and Care Excellence (NICE) (2011) Caesarean section. Clinical Guideline CG 132. Retrieved April 5, 2018 from nice.org.uk/guidance/cg132

National Institute for Health and Care Excellence (NICE) (2012a) NHS Evidence. Hypertension in pregnancy: Evidence Update 16 May 2012. A summary of selected new evidence relevant to NICE clinical guideline 107 'The management of hypertensive disorders during pregnancy' (2010). Retrieved April 5, 2018 from https://www.nice.org.uk/guidance/cg107/evidence/evidence-updates-pdf-134790445

National Institute for Health and Care Excellence (NICE) (2012b) Infection: prevention and control of healthcare associated infections in primary and community care. Clinical guideline CG 139. Retrieved April 5, 2018 from http://www.nice.org.uk/guidance/cg139

National Institute for Health and Care Excellence (NICE) (2013) *Induction of labour. Evidence update. Clinical Guideline CG 70*. London: Royal College of Obstetricians and Gynaecologists.

National Institute for Health and Care Excellence (NICE) (2014) Intrapartum care for healthy women and babies. Clinical Guideline CG 190. Retrieved April 5, 2018 from https://www.nice.org.uk/guidance/cg190/resources/intrapartum-care-for-healthy-women-and-babies–35109866447557

National Institute for Health and Care Excellence (NICE) (2015a) NICE Pathways. Intrapartum Care Overview. Retrieved April 5, 2018 from https://pathways.nice.org.uk/pathways/intrapartum-care

National Institute for Health and Care Excellence (NICE) (2015b) Preterm labour and birth. NICE Guideline NG 25. Retrieved April 5, 2018 from https://www.nice.org.uk/guidance/ng25

National Institute for Health and Care Excellence (NICE) (2016a) Diagnosing venous thromboembolism in primary, secondary and tertiary care. Retrieved April 5, 2018 from http://pathways.nice.org.uk/pathways/venous-thromboembolism

National Institute for Health and Care Excellence (NICE) (2016b) Treating venous thromboembolism. Retrieved April 5, 2018 from http://pathways.nice.org.uk/pathways/venous-thromboembolism

National Institute for Health and Care Excellence (NICE) (2016c) Preterm labour and birth. Quality standard QS135. Retrieved April 5, 2018 from https://www.nice.org.uk/guidance/qs135 8.1.16

National Institute for Health and Care Excellence (NICE) (2016d) Delay and complications in second stage labour. NICE Intrapartum care pathway. Retrieved April 5, 2018 from http://pathways.nice.org.uk/pathways/intrapartum-care

National Institute for Health and Care Excellence (NICE) (2016e) Recognising risk factors for infection during pregnancy, labour and birth. Pathway. Retrieved April 5, 2018 from http://pathways.nice.org.uk/pathways/antibiotics-for-early-onset-neonatal-infection

National Institute for Health and Care Excellence (NICE) (2017a) NICE Pathways. Care in 3rd stage of labour. Care over view. Retrieved April 5, 2018 from https://pathways.nice.org.uk/pathways/intrapartum-care/care-in-third-stage-of-labour

National Institute for Health and Care Excellence (NICE) (2017b) Interpretation of cardiotocograph traces. Clinical Guideline CG 190. Retrieved April 5, 2018 from https://www.nice.org.uk/guidance/cg190/resources/interpretation-of-cardiotocograph-traces-pdf–248732173

National Patient Safety Agency (NPSA) (2006) Right patient, right blood: advice for safer blood transfusions. NPSA. Retrieved April 5, 2018 from http://www.nrls.npsa.nhs.uk/resources/collections/right-patient-right-blood/

Neill, A. & Thornton, S. (2002) Secondary postpartum

haemorrhage. *Journal of Obstetrics and Gynaecology*, 22, 119–122.

Neilson, J.P. (2015) Fetal electrocardiogram (ECG) for fetal monitoring during labour. *Cochrane Database of Systematic Reviews*, Issue 12. Art. No.: CD00011612. doi: 10.1002/14651858.CD000116.pub5.

Nelson-Piercy, C., MacCallum, P. & Mackillop, L. (2015) *Reducing the Risk of Venous Thrombo-Embolism During Pregnancy and the Puerperium. Green Top Guideline No. 37a*. London: Royal College of Obstetricians and Gynaecologists.

Nikpoor, P. & Bain, E. (2013) Analgesia for forceps delivery. *Cochrane Database of Systematic Reviews*, Issue 9. Art. No.: CD008878. doi: 10.1002/14651858.CD008878.pub2.

Nursing and Midwifery Council (NMC) (2007) *Standards for Medicine Management*. London: NMC.

Nursing and Midwifery Council (NMC) (2008) *Standards to Support Learning and Teaching in Practice*. London: NMC.

Nursing and Midwifery Council (NMC) (2009) *Standards for Pre-Registration Midwifery Education*. London: NMC.

Nursing and Midwifery Council (NMC) (2011) *Standards for Competence for Registered Midwives*. London: NMC.

Nursing and Midwifery Council (NMC) (2015) *The Code*. London: NMC.

Nursing and Midwifery Council (NMC) (2017) *Revalidation*. London: NMC.

O'Mahony, F., Hofmeyr, G.J. & Menon, V. (2010) Choice of instruments for assisted vaginal delivery. *Cochrane Database of Systematic Reviews*, Issue 11. Art. No.: CD005455. doi: 10.1002/14651858.CD005455.pub2.

Office for National Statistics. (ONS)(2016). Birth characteristics in England and Wales 2016. Statistical bulletin. ONS. Retrieved 23rd May 2018 from https://www.ons.gov.uk/peoplepopulationandcommunity/birthsdeathsandmarriages/livebirths/bulletins/birthcharacteristicsinenglandandwales/2016

Pasupathy, D. *et al.* (2012) *Bacterial Sepsis Following Pregnancy. Green Top Guideline 64a*. London: Royal College of Obstetricians and Gynaecologists.

Paterson-Brown, S. & Bamber, J. (2014) on behalf of the MBRRACE-UK haemorrhage chapter writing group. Prevention and treatment of haemorrhage. In Knight M *et al.* (eds) on behalf of MBRRACE-UK. *Saving Lives, Improving Mothers' Care-Lessons learned to inform future maternity care from the UK and Ireland Confidential Enquiries into Maternal Deaths and Morbidity 2009–12*. Oxford: National Perinatal Epidemiology Unit, University of Oxford, pp. 45–55.

Pergialiotis, V. *et al.* (2014) Risk factors for severe perineal lacerations during childbirth. *International Journal of Gynecology & Obstetrics*, 125, 6–14. doi: 10.1016/j.ijgo.2013.09.034.

Perkins, G., Colquhoun, M., Deakin, C., Handley, A., Smith, C. & Smyth, M. (2015). Resuscitation Council (UK) Guidelines. (2015). Adult basic life support and automated external defibrillation. *Resuscitation Council (UK)*. Retrieved November, 4, 2015 from https://www.resus.org.uk/resuscitation-guidelines/adult-basic-life-support-and-automated-external-defibrillation/

Permezel, M. (2015a) Caesarean section and trial of labour after caesarean. In: Permezel, M., Walker, S. & Kyprianou, K. (eds), *Beischer & MacKay's Obstetrics, Gynaecology and the Newborn*, 4th edn. Chatswood: Elsevier, pp. 267–275.

Permezel, M. (2015b) Hypertensive disorders of pregnancy eclampsia. In: Permezel, M., Walker, S. & Kyprianou, K. (eds), *Beischer & MacKay's Obstetrics, Gynaecology and the Newborn*, 4th edn. Chatswood: Elsevier, pp. 130–139.

Permezel, M. & Di Quinzio, M. (2015) The post dates pregnancy and rupture of the membranes before labour at term. In: Permezel, M., Walker, S. & Kyprianou, K. (eds), *Beischer & MacKay's Obstetrics, Gynaecology and the Newborn*, 4th edn. Chatswood: Elsevier, pp. 106–110.

Permezel, M. & Francis, J. (2015) Intrapartum Fetal Compromise. In: Permezel, M., Walker, S. & Kyprianou, K. (eds), *Beischer & MacKay's Obstetrics, Gynaecology and the Newborn*, 4th edn. Chatswood: Elsevier, pp. 277–284.

Permezel, M. & Paulsen, G. (2015) Instrumental delivery. In: Permezel, M., Walker, S. & Kyprianou, K. (eds), *Beischer & MacKay's Obstetrics, Gynaecology and the Newborn*, 4th edn. Chatswood: Elsevier, pp. 257–266.

Porreco, R.P. *et al.* (2009) The changing spectre of uterine rupture. *American Journal of Obstetrics Gynecology*, 200, 269. e1–4. doi: 10.1016/j.ajog.2008.09.874.

Priddis, H., Schmied, V. & Dahlen, H. (2014) Women's experiences following severe perineal trauma: a qualitative study. *Biomed Central (BMC) Women's Health*, 14, 32. doi: 10.1186/1472–6874–14–32.

Pusey, N. (2011) Women need scrub midwives. *Midwifery Matters, Summer* (129), 15.

Rather, H. *et al.* (2016) The art of performing a safe forceps delivery: a skill to revitalise. *Gynecology and Reproductive Biology*, 199, 49–54. doi: http://dx.doi.org/10.1016/j.ejogrb.2016.01.045.

Ray, A. & Ray, S. (2014) Antibiotic use before amniotomy (artificially rupturing the membranes) for reducing infections in mother and infant. *Cochrane Database of Systematic Reviews*. Art. No.: CD010626. doi: 10.1002/14651858.CD010626.pub2

Raynor, M., Marshall, J. & Jackson, K. (eds) (2012) *Midwifery Practice: Critical illness, Complications and Emergencies Case Book*. Maidenhead: Open University Press, Mc Graw-Hill Education.

Reichman, O. *et al.* (2008) Digital rotation from occipito-posterior to occipito-anterior decreases the need for cesarean section. *European Journal of Obstetrics and Gynecology and Reproductive Biology*, 171, 25–28. doi: 10.1016/j.ejogrb.2008.03.007.

Resuscitation Council (UK) Guidelines (2015) Adult basic life support and automated external defibrillation. Retrieved April 5, 2018 from https://www.resus.org.uk/resuscitation-guidelines/adult-basic-life-support-and-automated-external-defibrillation

Roberts, N.P. *et al.* (2010) Early psychological interventions to treat acute traumatic stress symptoms. *Cochrane Database of Systematic Reviews*. Issue 3. Art. No.: CD007944. doi: 10.1002/14651858.CD007944.pub2.

Roberts, N. P. *et al.* (2016) Psychological therapies for post-traumatic stress disorder and comorbid substance use disorder. *Cochrane Database of Systematic Reviews*. Art. No.: CD010204. doi: 10.1002/14651858.CD010204.pub2

Royal College of Midwives (2012) *Evidence Based Guidelines for Midwifery-Led Care in Labour. Suturing the Perineum*. Retrieved April 5, 2018 from https://www.rcm.org.uk/sites/default/files/Suturing%20the%20Perineum.pdf

Royal College of Obstetricians and Gynaecologists (RCOG) (2011) *Tocolysis for Women in Preterm Labour. Green Top Guideline 1B*. London: Royal College of Obstetrics and Gynaecology.

Royal College of Obstetricians and Gynaecologists (RCOG) (2014) *Perinatal Management of Pregnant Women at the Threshold of Infant Viability- the Obstetric Perspective (Scientific Impact Paper No. 41)*. London: Royal College of Obstetrics and Gynaecology.

Royal College of Obstetricians and Gynaecologists (RCOG) (2016) The OASI Care Bundle Project. Retrieved April 5, 2018 from https://www.rcog.org.uk/en/guidelines-research-services/audit-quality-improvement/third-and-fourth-degree-tears-project/

Saccone, G. & Berghella, V. (2015) Antibiotic prophylaxis for term or near-term premature rupture of membranes: metaanalysis of randomized trials. *American Journal of Obstetrics and Gynecology*, 212, 627. doi: 10.1016/j.ajog.2014.12.034.

Salim, R. *et al.* (2015) Precesarean prophylactic balloon catheters for suspected placenta accreta: a randomized controlled trial. *Obstetrics and Gynecology*, 126, 1022–1028.

Sangkomkamhang, U.S. *et al.* (2015) Antenatal lower genital tract infection screening and treatment programs for preventing preterm delivery. *Cochrane Database of Systematic Reviews*, Issue 2. Art. No.: CD006178. doi: 10.1002/14651858.CD006178.pub3.

Scales, K. (2008) A practical guide to venepuncture and blood sampling. *Nursing Standard*, 22, 29–36.

Shlamovitz, G. (2017) Intravenous cannulation. Medscape. Retrieved April 5, 2018 from http://emedicine.medscape.com/article/1998177–overview#a2

Sharma, V. & Burt, V.K. (2011) DSM-V: modifying the postpartum-onset specifier to include hypomania. *Archive of Women's Mental Health*, 14, 67–69. doi: 10.1007/s00737–010–0182–2.

Shinar, S. *et al.* (2016) Distribution of third-stage length and risk factors for its prolongation. *American Journal of Perinatology*, 33, 1023–1028. doi: 10.1055/s–0036–1572426.

Smith, L.A. *et al.* (2013) Incidence of and risk factors for perineal trauma: a prospective observational study. *Bio Med Central. Pregnancy and Childbirth*, 13, 59. doi: 10.1186/1471–2393–13–59.

Smyth, R.M.D., Markham, C. & Dowswell, T. (2013) Amniotomy for shortening spontaneous labour. *Cochrane Database of systematic Reviews*. Art. No.: CD006167. doi: 10.1002/14651858.CD006167.pub4

Society of Critical Care Medicine (2016) Bundles. Surviving Sepsis Campaign. Retrieved April 5, 2018 from http://www.survivingsepsis.org/Bundles/Pages/default.aspx

Song, J-M. & Chae, J-H. (2016) Update on Current Treatment Options for Posttraumatic Stress Disorder. ResearchGate. Retrieved April 5, 2018 from https://www.researchgate.net/publication/268441069_Update_on_Current_Treatment_Options_for_Posttraumatic_Stress_Disorder

Steiner, P. & Lushbaugh, C. (1941) Maternal pulmonary embolism by fluid as a cause of obstetric shock and unexpected deaths in obstetrics. *Journal of the American Medical Association*, 117, 1245–1254.

Stephenson, M., Shur, J., Black, J. (2013) *How to Perform Clinical Procedures*. Oxford: Wiley Blackwell.

Stone, A.B. (2008) Book reviews. The spectrum of psychotic disorders: neurobiology, etiology and pathogenesis. *Psychiatric Services*, 59, 118. doi: 10.1176/ps.2008.59.1.118.

Sultan, A.H. (1999) Editorial: obstetric perineal injury and anal incontinence. *Clinical Risk*, 5, 193–196.

Suwannachat, B., Lumbiganon, P. & Laopaiboon, M. (2012) Rapid versus stepwise negative pressure application for vacuum extraction assisted vaginal delivery. *Cochrane Database of Systematic Reviews*, Issue 8. Art. No.:

CD006636. doi: 10.1002/14651858.CD006636.pub3.

Svigos, J.M., Dodd J.M. & Robinson, J.S. (2010) Prelabor rupture of the membranes. In: James, D.K. *et al.* (eds) *High Risk Pregnancy Management Options*, 4th edn. Philadelphia: Elsevier Saunders, pp 1091–1100.

The Rotunda Hospital (2014) The Rotunda Hospital Clinical Report 2014. Retrieved November, 11, 2016 from https://rotunda.ie/rotunda-pdfs/Clinical%20Reports/Rotunda%20Hospital%20Annual%20Clinical%20Report%202014.pdf

Thiagamoorthy, G. *et al.* (2014) National survey of perineal trauma and its subsequent management in the United Kingdom. *International Urogynecology*, 25, 1621–1627. doi: 10.1007/s00192–014–2406–x.

Thompson, A. & Greer, I. (2015) *Thrombo-Embolic Disease in Pregnancy and the Puerperium: Acute Management. Green Top Guideline No. 37b.* London: Royal College of Obstetricians and Gynaecologists.

Thomson, A. & Ramsay, J. (2011) *Antepartum Haemorrhage. Green Top Guideline No. 63.* London: Royal College of Obstetricians and Gynaecologists.

United Kingdom Teratology Information Services (UKTIS) (2011) Use of tobacco in pregnancy. Version 1. Summary. Retrieved April 5, 2018 from http://www.medicinesinpregnancy.org/bumps/monographs/USE-OF-TOBACCO-IN-PREGNANCY/

Urner, F., Zimmermann, R. & Krafft, A. (2014) Manual removal of the placenta after vaginal delivery: an unsolved problem. *Journal of Pregnancy*. doi: 10.1155/2014/274651

Walker, M.G. *et al.* (2013) Multidisciplinary management of invasive placenta praevia. *Journal of Obstetrics and Gynaecology Canada*, 35, 417.

Walsh, D. (2010) Labour rhythms. In: Walsh, D & Downe, S. (eds) *Essential Midwifery Practice: Intrapartum Care.* Oxford: Wiley Blackwell, pp. 63–80.

Webb, R. & Ayers, S. (2014) Cognitive biases in processing infant emotion by women with depression, anxiety and post-traumatic stress disorder in pregnancy or after birth: a systematic review. *Cognitive Emotion*, 29, 1278–1294. doi: 10.1080/02699931.2014.977849.

Wei, S. *et al.* (2013) Early amniotomy and early oxytocin for prevention of, or therapy for, delay in first stage spontaneous labour compared with routine care. *Cochrane Database Systematic Review*, Issue 7. Art. No.: CD006794. doi: 10.1002/14651858.CD006794.pub4.

Wesseloo, R. *et al.* (2016) Risk of postpartum relapse in bipolar disorder and postpartum psychosis: a systematic review and meta-analysis. *American Journal of Psychiatry*, 173, 117–127. doi: 10.1176/appi.ajp.2015.15010124.

Wojcieszek, A.M., Stock, O.M. & Flenady, V. (2014) Antibiotics for prelabour rupture of membranes at or near term. *Cochrane Database of Systematic Reviews, Cochrane Pregnancy and Childbirth Group.* doi: 10.1002/14651858.CD001807.pub2.

World Health Organization (WHO) (2009) Guidelines on hand hygiene in health care. Retrieved April 5, 2018 from http://apps.who.int/iris/bitstream/10665/44102/1/9789241597906_eng.pdf7.7.16

World Health Organization (WHO) (2010) *International Statistical Classification of Diseases and Related Health Problems 10th Revision.* Retrieved April 5, 2018 from http://apps.who.int/classifications/icd10/browse/2010/en

World Health Organization (WHO) (2014) *Recommendations for Augmentation of Labour.* Geneva: WHO Press.

Wyllie, J., Ainsworth, S. and Tinnion, R. (2015) Resuscitation and support of transition of babies at birth. Resuscitation Council (UK). Retrieved April 5, 2018 from https://www.resus.org.uk/resuscitation-guidelines/resuscitation-and-support-of-transition-of-babies-at-birth/

Yonkers, K.A. *et al.* (2014) Pregnant women with posttraumatic stress disorder and risk of preterm birth. *Journal of American Medical Association Psychiatry*, 71, 897–904.

Yonkers, K.A., Vigod, S. & Ross, L.E. (2011) Diagnosis, pathophysiology and management of mood disorders in pregnancy and postpartum women. *Obstetrica Gynecologica*, 117, 961–977. doi: 10.1097/AOG.0b013e31821187a7.

Zhang, J., Troendle, J.F. & Yancey, M. (2002) Reassessing the labour curve. *American Journal of Obstetrics and Gynaecology*, 187, 824–828.